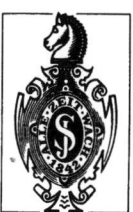

Irmgard Rode Siegfried Scheld

Sozialprognose bei Tötungsdelikten

Eine empirische Studie

Springer-Verlag Berlin Heidelberg New York
London Paris Tokyo

Professor Dr. Irmgard Rode
Mommsenstr. 75
5000 Köln 41

Siegfried Scheld
Zehnmorgenstr. 49
6000 Frankfurt 50

ISBN-13:978-3-540-17049-5   e-ISBN-13:978-3-642-93335-6
DOI: 10.1007/978-3-642-93335-6

CIP-Kurztitelaufnahme der Deutschen Bibliothek
Rode, Irmgard: Sozialprognose bei Tötungsdelikten: e. empir. Studie / Irmgard Rode; Siegfried Scheld. - Berlin; Heidelberg; New York; London; Paris; Tokyo: Springer, 1986.
ISBN-13:978-3-540-17049-5

NE: Scheld, Siegfried:

Das Werk ist urheberrechtlich geschützt. Die dadurch begründeten Rechte, insbesondere die der Übersetzung, des Nachdrucks, der Entnahme von Abbildungen, der Funksendung, der Wiedergabe auf photomechanischem oder ähnlichem Wege und der Speicherung in Datenverarbeitungsanlagen bleiben, auch bei nur auszugsweiser Verwertung vorbehalten. Die Vergütungsansprüche des § 54, Abs. 2 UrhG werden durch die „Verwertungsgesellschaft Wort", München, wahrgenommen.

© Springer-Verlag Berlin Heidelberg 1986

Die Wiedergabe von Gebrauchsnamen, Handelsnamen, Warenbezeichnungen usw. in diesem Werk berechtigt auch ohne besondere Kennzeichnung nicht zu der Annahme, daß solche Namen im Sinne der Warenzeichen- und Markenschutz-Gesetzgebung als frei zu betrachten wären und daher von jedermann benutzt werden dürften.

Produkthaftung. Für Angaben über Dosierungsanweisungen und Applikationsformen kann vom Verlag keine Gewähr übernommen werden. Derartige Angaben müssen vom jeweiligen Anwender im Einzelfall anhand anderer Literaturstellen auf ihre Richtigkeit überprüft werden.

Gesamtherstellung: Konrad Triltsch GmbH, Graphischer Betrieb, Würzburg
2119/3145-543210

Für Wolfgang de Boor
zum 70. Geburtstag

Vorwort

Der „große Verbrecher", der die Welt verneint, den totalen Widerstand inszeniert – als Inkarnation der großen Negation – ist philosophische Vision oder literarische Phantasie. Gemessen daran ist die konkrete Beschäftigung mit dem Straftäter (wohltuend) ernüchternd; was in den Blick gerät, ist im wesentlichen ein Scheitern. Schulte hat von der sog. Alterspädophilie gesagt, sie sei „Kriminalität aus Schwäche"; vielleicht läßt sich vereinfachend diese Formel auf Kriminalität überhaupt übertragen: ein Handeln aus Schwäche, Ausdruck eines Scheiterns, Zeichen von Ausweglosigkeit, ein Agieren angesichts nicht nur unlösbarer, oft auch gar nicht benennbarer Konflikte.

Dies ist auch nicht anders, wenn es um „die Mörder" geht. So können sie getrost auch Gegenstand von wissenschaftlichen Untersuchungen werden. Sie rücken damit in unsere Nähe, es ergeben sich Verständlichkeiten; dies eröffnet Zugang und Möglichkeiten eines rationalen und vielleicht auch hilfreichen Umgehens mit ihnen.

Die Maxime des angemessenen, rationalen, humanen Umgangs mit dem Straftäter setzt ein hohes Maß an Aufklärung voraus. Der „moralische Reflex" des Abwertens und der Vergeltung muß überwunden werden. Dies fällt besonders schwer bei Tötungsdelikten. Offenkundig ist dies schon deshalb, weil trotz aller Versachlichungsbestrebungen in der Rechtsprechung an der moralisch wertenden Unterteilung von Tötungshandlungen festgehalten wird: Von dem Begriff der „Unzucht" hat man sich bei der letzten Strafrechtsreform getrennt und ihn durch den neutraleren Begriff der „Handlung gegen die sexuelle Selbstbestimmung" ersetzt; von dem Begriff des „Mordes" in Abgrenzung zum „Totschlag" hat man nicht lassen können, obwohl dies rational im Sinne von Aufklärung nicht begründbar ist. Die Differenzierung basiert auf der „subjektiven Tatseite", verweist mithin auf die psychologische Dimension, wenn die „niedrigen Beweggründe" als Kriterium für die Qualifikation eines Tötungsdelikts genannt werden. Diese aber, die „niedrigen Beweggründe", sind allesamt rationale Konstrukte, juristische Fiktionen, die weder in der Psychologie noch in angrenzenden Wissenschaften von der menschlichen Person eine Entsprechung haben und die sich folglich auflösen bei der Beschäftigung mit einer konkreten Täterpersönlichkeit.

Die Herausnahme des „Mordes" als einer besonders „verabscheuungswürdigen Tat" ist auch unter dem Aspekt der Tatfolgen, also der Strafe, rational nicht begründbar. Denn einmal reicht auch das Strafmaß beim Totschlag bis zu „lebenslänglich"; zum anderen ist dies auch unter den Aspekten der Spezial- und Generalprävention nicht zu rechtfertigen. Die Ergebnisse des vorliegenden Buches zeigen, daß die Prognose nach Tötungsdelikten sehr viel günstiger ist als bei manch anderer Kriminalität. Sodann wäre es absurd zu meinen, ein flexiblerer, angemessener Umgang mit Bestrafung würde zur Folge haben, daß Beil und Messer zu den bevorzugten Mitteln zwischenmenschlicher Auseinandersetzung avancierten. Daß hier irrationale Sühne- und Vergeltungsaspekte eine führende Rolle spielen, obwohl diese den modernen Maximen des Strafrechts widersprechen, zeigt sich auch daran, daß es in Nachbarländern die Todesstrafe teils noch gibt und dort, wo sie abgeschafft ist, Phantasien von der Todesstrafe immer wieder auftauchen und auch diskutiert werden.

Es ist die Essenz des vorliegenden Buches, auf diesen Widersinn und Widerspruch hinzuweisen und auf ein rational humanes Umgehen mit dem Straftäter hinzusteuern. Dies ist besonders gut gelungen in der Darstellung von Tötungsdelikten durch Frauen. Das Verdienst des Buches liegt auch darin, daß hier ein umfangreiches Material – 870 Gerichtsurteile – sorgfältig durchgearbeitet worden ist.

In dem Ausgangsmaterial liegt zugleich auch die Begrenzung der Untersuchung: menschliches Schicksal kommt vor allem insoweit ins Blickfeld, als es im juristischen Denksystem erfaßbar ist. Dies führt, psychologisch gesehen, zu Artefakten. Ein Paradigma hierfür ist das juristische Axiom, jede Handlung, jede Tat sei auf ein „Motiv" im Sinne einer rationalen Begründung, auf ein plausibles „Weil" zurückzuführen. Dies führt nicht selten auf die falsche Spur, in die Irre, auf Nebengleise. Im Kapitel „Vom bleichen Verbrecher" heißt es bei Nietzsche: „So spricht der rote Richter: 'Was mordete doch dieser Verbrecher? Er wollte rauben.' Aber ich sage euch: Seine Seele wollte Blut, nicht Raub: Er dürstete nach dem Glück des Messers! Seine arme Vernunft aber begriff diesen Wahnsinn nicht und überredete ihn 'Was liegt an Blut!' Sprach sie; 'willst du nicht zum mindesten einen Raub dabei machen? Eine Rache nehmen?' Und er horchte auf seine arme Vernunft: Wie Blei lag ihre Rede auf ihm, – da raubte er, als er mordete. Er wollte sich nicht seines Wahnsinns schämen."

In diesem Zusammenhang am eindrücklichsten sind für mich die 14 Interviews mit Tätern in diesem Buch als Kontrast zu den Feststellungen in den Gerichtsurteilen. Hier kommt die menschliche Dimension ohne die verzerrende Optik juristischer Begrifflichkeiten und Fiktionen zum Ausdruck, und hier verschwimmen die rationalen Kategorien (psychisch Kranke, Konflikttäter, Affekttäter, rational planende Täter), die nur einen heuristischen Wert haben, zur Gestalt eines Schicksals, das zu einer anderen Auseinandersetzung auffordert als zu einer Verwaltung und Verfügung.

Hamburg, im August 1986   EBERHARD SCHORSCH

Inhaltsverzeichnis

1. **Einleitung** 1

2. **Begriffsbestimmung von Prognose** 3
2.1 Anwendungsbereich der Prognose 3
2.1.1 Urteilsprognose 3
2.1.2 Vollzugsprognose 3
2.1.3 Entlassungsprognose 4

2.2 Prognosemethoden 4
2.2.1 Intuitive Methode 4
2.2.2 Klinische Methode 4
2.2.3 Statistische Methode 5
2.2.4 Kombinierte Prognose 5

3. **Prognoseforschung 1959 – 1985 im Hinblick auf Personen mit Tötungsdelikten** 7

4. **Beschreibung unserer Untersuchung** 11
4.1 Sozialpsychologische Analyse von 750 Personen mit Tötungsdelikten 11
4.1.1 Probandengruppe 12
4.1.2 Erfaßte Daten 12
4.1.3 Beschreibung der Gesamtgruppe hinsichtlich der erfaßten Daten 13
4.1.4 Zusammenfassung 18

4.2 Vergleich von männlichen und weiblichen Tätern 19
4.2.1 Alter 20
4.2.2 Familienstand 21
4.2.3 Vorstrafen 21
4.2.4 Täter-Opfer-Beziehung 21
4.2.5 Motivation 22
4.2.6 Alkohol/Drogen 22
4.2.7 Psychiatrische Gutachten 23
4.2.8 Urteil 23

4.2.9 Zusammenfassung.. 24

> **Beispiel 1:** Frau K. tötet ihren Ehemann
> nach jahrelangem Familienkonflikt 26
> **Beispiel 2:** Frau W. tötet ihren Sohn
> aufgrund psychischer Überlastung 28
> **Beispiel 3:** Frau S. verletzt bzw. tötet 2 Freunde aufgrund
> ihrer schweren Beziehungsstörung zu Männern 30

4.3 Quantitative und qualitative Veränderungen von
Tötungsdelikten (Vergleich der Jahrgänge
1969 und 1981) 32
4.3.1 Anzahl der Tötungsdelikte................................ 32
4.3.2 Anteil der Frauen.. 34
4.3.3 Anzahl vorbestrafter Täter und Täterinnen 35
4.3.4 Soziale Vorgeschichte der Täter und Täterinnen 35
4.3.5 Alkohol- bzw. Drogeneinfluß zur Tatzeit 35
4.3.6 Täter-Opfer-Beziehung 35

> **Beispiel 4:** Der Jugendliche H.-D. tötet im alkoholisierten
> Zustand unter Gruppendruck eine alte Frau................ 37

4.3.7 Psychiatrische Gutachten 38
4.3.8 Rechtsprechung hinsichtlich Strafmaß
und Maßnahmepraxis 38
4.3.9 Zusammenfassung 39

4.4 Vergleich einer Personengruppe, die einmal ein
Tötungsdelikt begangen hat, mit einer Gruppe
von Rückfalltätern 40
4.4.1 Beschreibung der Gruppe der Rückfalltäter 41
4.4.2 Analyse der rückfallbegünstigenden Faktoren 46

> **Beispiel 5:** Herr A. tötet infolge seiner schweren
> narzißtischen Persönlichkeitsstörung seinen Schwager
> und eine flüchtige Bekannte.............................. 49
> **Beispiel 6:** Frau B. tötet aufgrund ihrer Beziehungs-
> schwierigkeiten 2 junge Mädchen.......................... 51
> **Beispiel 7:** Herr St. tötet aufgrund seiner sexuell
> gefärbten Beziehungsproblematik 3 Frauen 54
> **Beispiel 8:** Herr Sch. begeht unter Alkoholeinfluß
> Totschlagsversuche an 2 Männern 55
> **Beispiel 9:** Frau E. tötet aus einer sich verschärfenden
> familiären Konfliktsituation heraus 2 alte Frauen 58
> **Beispiel 10:** Herr V. begeht in einer schweren
> psychischen Belastungssituation einen Raubüberfall und
> tötet in Panik einen Geldboten 60

4.4.3 Vergleich einer Gruppe von 66 Rückfalltätern
mit einer Kontrollgruppe von Einmaltätern 63
4.4.4 Vergleich der Gesamtgruppe von 750 Einmaltätern
mit der Gesamtgruppe von 108 Rückfalltätern 64
4.4.5 Zusammenfassung und Analyse der Ergebnisse 65

Beispiel 11: Herr F. tötet nach jahrelanger Überforderungssituation seine kranke Mutter 68
Beispiel 12: Herr S. tötet als „Konfliktlösungsversuch"
seinen als autoritär erlebten Vater 71
Beispiel 13: Herr U. tötet aus Wut und Verzweiflung
seine Ehefrau, die ihn verlassen hat 77
Beispiel 14: Herr N., Alkoholiker, tötet im Rausch
einen Stadtstreicher 79

5. **Vorschläge für Alternativen zum Strafvollzug bei Personen mit Tötungsdelikten** 83
5.1 Maßnahmen für Täter mit
günstiger Sozialprognose (Affekt- und Konflikttäter) 83
5.2 Maßnahmen für Täter mit
ungünstiger Sozialprognose 85

6. **Zusammenfassung und Schlußfolgerungen** 89

7. **Ausblick** 91

8. **Literatur** 93

1. Einleitung

Im Laufe einer langjährigen forensisch-psychologischen Gutachterpraxis und der beruflichen Tätigkeit in Justizvollzugsanstalten verstärkte sich bei den Verfassern der Eindruck, daß die Mehrzahl der Personen mit Tötungsdelikten weder zu ihrer Resozialisierung noch zur Sicherheit der Bevölkerung für eine lange Zeit, manchmal lebenslänglich, inhaftiert werden müßte. In den Jahren 1962–1972 sind in der BRD durchschnittlich etwa 60 Personen pro Jahr wegen eines Tötungsdelikts zu einer lebenslangen Freiheitsstrafe verurteilt worden (Statistisches Jahrbuch 1975).

Die Frage der Alternativen zum Strafvollzug, die in den letzten Jahren bei Psychologen, Psychiatern, Soziologen, Juristen und Sozialarbeitern immer lebhafteres Interesse findet, steht in engem Zusammenhang mit der Klärung der Sozialprognose der Täter. Nur wenn man in etwa die Gefährlichkeit des Delinquenten, d. h. das Risiko erneuter aggressiver Handlungen einschätzen kann, lassen sich adäquate Maßnahmen vorschlagen. Verläßliche Kriterien zur Einschätzung der Sozialprognose liegen jedoch bis heute nicht vor (u. a. Goeman 1977; de Boor 1982). Mit dieser Arbeit versuchen wir, einen Beitrag zur Beantwortung sozialprognostischer und sozialtherapeutischer Fragen zu leisten.

Der Wert unserer Forschungsarbeit liegt vor allem darin, daß wir über Einzelfallstudien hinaus eine große Gruppe von Personen mit Tötungsdelikten (insgesamt 870) bezüglich sozialer und psychologischer Kriterien analysiert haben. Dies ist in der bisher zur Verfügung stehenden Literatur neu. Ergänzen und veranschaulichen können wir die aus der Aktenanalyse gewonnenen Erkenntnisse durch persönlich durchgeführte Interviews, in der Form tiefenpsychologischer Gespräche, mit einer kleinen Gruppe von prototypischen Fällen.

Die Interpretation dieser Fallgeschichten macht die Grenzen einer rein statistischen Prognoseerstellung deutlich.

Dieses Buch ist der Bericht über ein mit einem minimalen finanziellen Aufwand betriebenes Forschungsprojekt, das sich als Pilotstudie versteht. Die Projektdauer betrug 3 Jahre. Während dieser Zeit unterstützte uns die Deutsche Forschungsgemeinschaft dankenswerterweise mit einem Sachmittelbetrag, und die Firma Olivetti stellte uns zur Auswertung der Daten einen Computer zur Verfügung. Außerdem bedanken wir uns bei Herrn Dipl.-Psych. Gerhard Jacobs, der mit viel Kompetenz und Geduld die statistische Verarbeitung unserer Daten übernommen hat.

Besonders erwähnen möchten wir Herrn Detlev von Bülow (Bundesjustizministerium) und seine Mitarbeiterin Frau Lore Maier, die uns bei der Beschaffung des Untersuchungsmaterials behilflich waren. Ohne das rege Interesse von Herrn v. Bülow an unserem Forschungsthema und ohne seine Unterstützung wäre das Projekt bereits in seinen Anfängen an bürokratischen Hürden gescheitert.

Professor Wolfgang de Boor hat uns zu dieser Forschungsarbeit ermutigt und in jeder Phase ihrer Entwicklung kritisch Anteil genommen.

Dankbar sind wir auch unseren Gesprächspartnern, Personen mit Tötungsdelikten, die uns Vertrauen entgegengebracht und Einblick in die psychodynamische Entwicklung ihrer Straftat ermöglicht haben.

Wir wünschen uns, daß wir mit diesem Buch nicht nur mehr Klarheit in die Beantwortung von Prognosefragen bei Tötungsdelikten bringen, sondern daß wir auch die Tötungshandlungen ein wenig von ihrem exotischen Charakter, der „Angst mit Lust" und dem „thrill", den sie in uns auslösen, befreien. Das Buch soll zu einem rationaleren Verständnis der Tötungskriminalität beitragen, nämlich zu der Erkenntnis, daß es sich bei Menschen, die ein Tötungsdelikt begehen, nicht um „triebhafte Ungeheuer" handelt, sondern um Menschen mit einer mißglückten psychosozialen Entwicklung, an der gesellschaftliche Bedingungen einen wesentlichen Anteil haben.

Das vorliegende Buch ist nicht leicht lesbar. Umfangreiches Datenmaterial und die Darstellung statistischer Vergleiche machen es ein wenig spröde. Nach der Überlegung, ob wir die statistischen Daten in den Anhang bringen sollten, haben wir uns dann doch entschieden, sie im fortlaufenden Text zu referieren, da sie zum Teil die Grundlage unserer weiteren Erörterungen bilden. Dem Leser, der sich nur für die wesentlichen Ergebnisse unserer Forschungsarbeit interessiert empfehlen wir, jeweils die Zusammenfassungen der einzelnen Kapitel zu lesen und sich durch das Studium der Fallbeispiele in unsere Prognosetypologie einzuarbeiten. Wir glauben, daß es dem Leser auf diesem Wege gelingen wird, die von uns entwickelten Prognosekriterien nachzuvollziehen.

Lanzarote, im März 1986
IRMGARD RODE
SIEGFRIED SCHELD

2. Begriffsbestimmung von Prognose

Unter Kriminalprognose versteht man den Versuch einer Wahrscheinlichkeitsvorhersage zukünftigen kriminellen Verhaltens von Menschen. Sie soll die strafrechtliche Entscheidungspraxis rationaler, durchsichtiger und wirksamer gestalten, Entscheidungen vorbereiten, aber auch legitimieren (Krainz 1984).

2.1 Anwendungsbereich der Prognose

Im Hinblick auf die Praxis erscheint es sinnvoll, eine Einteilung in Urteils-, Vollzugs- und Entlassungsprognose vorzunehmen. Allerdings stellen sich auch Prognosefragen im Vorverfahren, z.B. bei der Entscheidung, ob eine Untersuchungshaft verhängt werden soll.

2.1.1 Urteilsprognose

Der Prognose kommt besondere Bedeutung in Fällen zu, in denen die Gerichte darüber zu befinden haben, ob die von ihnen verhängte Freiheitsstrafe zur Bewährung ausgesetzt werden kann. Eine derartige Aussetzung ist bei Freiheitsstrafen bis zu einem Jahr regelmäßig möglich, „wenn zu erwarten ist, daß der Verurteilte sich schon die Verurteilung zur Warnung dienen lassen und künftig auch ohne Einwirkung des Strafvollzugs keine Straftaten mehr begehen wird". Bei Freiheitsstrafen bis zu 2 Jahren muß zusätzlich eine „Gesamtwürdigung von Tat, Persönlichkeit des Verurteilten und seine Entwicklung während des Strafvollzugs" ergeben, „daß besondere Umstände vorliegen".

2.1.2 Vollzugsprognose

Im Strafvollzug hat die Prognose die Aufgabe, die vermutliche Wirkung unterschiedlicher Möglichkeiten des Vollzugs der vom Gericht verhängten Strafe auf einen bestimmten Täter vorherzusagen, um den Vollzug im Hinblick auf eine Besserung des Rechtsbrechers möglichst erfolgreich zu gestalten.

2.1.3 Entlassungsprognose

Entlassungsprognosen sind erforderlich bei bedingter Entlassung aus einer Freiheitsstrafe, bei bedingter Entlassung aus einer Maßregel oder bei Begnadigungen. Bei bedingter Entlassung aus der Haft soll ein Urteil darüber abgegeben werden, ob der Verurteilte in der Freiheit keine schwerwiegenden Straftaten, insbesondere keine Gewalttaten mehr begehen und sich i. allg. sozialadäquat verhalten wird (§ 57 StGB). Bei der Entlassung aus dem Maßregelvollzug ist zu überprüfen, ob verantwortet werden kann, zu erproben, ob der Untergebrachte außerhalb des Maßregelvollzugs keine rechtswidrigen Taten mehr begehen wird (§ 67 d, Abs. 2, StGB).

2.2 Prognosemethoden

Eine zusammenfassende Übersicht über die Literatur zur Sozialprognose gibt Leferenz im Handbuch der forensischen Psychiatrie (1972). Im wesentlichen kann man zwischen der intuitiven, der klinischen und der statistischen Prognosemethode sowie deren Weiterentwicklungen differenzieren.

2.2.1 Intuitive Methode

Sie beruht auf einer gefühlsmäßigen Erfassung der Täterpersönlichkeit und ihrer Lebensbedingungen. Die Prognose wird hier von einem Beurteiler getroffen, der sich dabei nur auf seine Berufserfahrung und Menschenkenntnis stützt. Fraglich bleibt, inwieweit man die Zuordnung und Beurteilung des Probanden je nach subjektiver Auffassung des Beurteilers überhaupt als wissenschaftliche Methode bezeichnen kann. Als wichtigste Ansatzpunkte einer Kritik sind das Fehlen rationaler Kriterien, die mangelnde empirische Überprüfbarkeit und das Einbringen subjektiver Wertungen durch den Prognoseersteller zu nennen.

2.2.2 Klinische Methode

Unter klinischer Methode versteht man die Erforschung der individuellen Täterpersönlichkeit durch einen kriminologisch geschulten Psychiater oder Psychologen mit Hilfe systematischer Beobachtung, Exploration und psychodiagnostischer Verfahren, unter Anwendung der Erkenntnisse der Medizin, Psychologie und Soziologie. Deshalb wird sie auch empirische Individualprognose genannt. Die gewonnenen Befunde werden zu dem für die Fragestellung relevanten kriminologischen Wissen in Beziehung gesetzt. Positiv hervorzuheben ist, daß die klinische Prognose sich wohl als einzige auf einen weitgehend vollständigen, ganzheitlichen Prognosesachverhalt stützt.

2.2.3 Statistische Methode

Nach der statistischen Methode werden prognostische Faktoren im Wege empirischer Verallgemeinerung der Analyse von Lebensläufen von Rechtsbrechergruppen, insbesondere von Rückfalltätern, gewonnen. Die für die Straffälligkeit aussagekräftigsten dieser Faktoren werden in Prognosetafeln eingeordnet. Die Erstellung der konkreten Prognose erfolgt dann in der Überprüfung, ob bei dem Untersuchten entsprechende Merkmale vorhanden sind. Nach dem einfachen Punkteverfahren werden alle Faktoren gleich gewichtet und mit Negativpunkten bewertet. Sie ergeben anhand einer Tabelle die prozentuale Rückfallwahrscheinlichkeit.

Das Punktwertverfahren trägt der unterschiedlichen Bedeutung der einzelnen Faktoren dadurch Rechnung, daß bei der Erstellung der Tafeln entsprechend der Korrelation die einzelnen Faktoren mit Gewichtspunkten versehen werden. Der Nachteil der statistischen Methode liegt darin, daß sie nicht auf die individuelle Persönlichkeit eingehen kann, sondern sich auf die Überprüfung einiger wichtiger Faktoren beschränkt. Sie macht in erster Linie verläßliche Aussagen für Extremgruppen; bei prognostischer Einschätzung im Mittelbereich ist sie weniger aussagekräftig.

2.2.4 Kombinierte Prognose

Unter einer kombinierten Prognose ist die Anwendung der statistischen in Verbindung mit der klinischen Methode zu verstehen. Sie kommt unter Zugrundelegung aller erhobenen Fakten und der daraus erarbeiteten Befunde zu einer „Gesamtwürdigung" – als Begriff der verstehenden Psychologie aufzufassen – der zueinander in Beziehung gesetzten Ergebnisse und damit zu einer umfassenden, auf breiter Basis stehenden Prognose. Zu ihrer Erstellung sind eine Vielzahl von Untersuchungen und ein hoher Zeitaufwand nötig.

Einen interessanten methodischen Vorschlag bei der Erstellung von Prognosen macht Krainz (1984). Er empfiehlt, die in Betracht kommenden Fälle in 3 Gruppen aufzuspalten, nämlich in die prognostisch eindeutig negativen Extremfälle, in die prognostisch eindeutig günstigen und in die fraglichen Fälle. Die statistische Methode ist sehr gut dafür geeignet, die Extremgruppen voneinander zu trennen. Mit Hilfe der klinischen Methode, die sowohl die Persönlichkeitsstruktur des Täters als auch die situativen Bedingungen seiner Tat erfaßt, müßte es dann möglich sein, für jeden Einzelfall eine adäquate Prognose zu erstellen und eine sinnvolle Maßnahme vorzuschlagen.

Bei der Darstellung unserer Untersuchung kommen wir auf diesen Vorschlag von Krainz noch einmal zurück.

3. Prognoseforschung 1959-1985 im Hinblick auf Personen mit Tötungsdelikten

Rückfälle findet man bei Personen mit Tötungsdelikten vergleichsweise selten. Exakte Angaben über die Zahl der Tötungsdelikte im Rückfall liegen für die BRD nicht vor. Aus der internationalen Literatur (Wulf 1979) ist zu entnehmen, daß die Rückfallquote nach Haftverbüßung ca. 1-3 % beträgt.

Zur Frage der Prognose bei Tötungsdelikten überwiegen die Fallstudien. In erster Linie wurde versucht, herauszufinden, ob dem Rückfalltäter ein bestimmter Persönlichkeitstyp entspricht. Von Hentig (1962) vermutet eine Rückfallgefahr für Täter, bei denen das Motiv der Gewinnsucht im Vordergrund steht. Des weiteren stellt er die Behauptung auf, daß Täter, deren 1. Mordtat unentdeckt geblieben ist oder die eine milde Strafe erhalten haben, in hohem Maße rückfallgefährdet sind. Yoshimasu (1966) hält Konfliktmörder, insbesondere Mörder von Familienangehörigen und Geliebtenmörder für rückfallgefährdet. Von Hentig bezieht sich bei seiner Behauptung auf 5 Fälle aus der internationalen Literatur; Yoshimasu auf 2 Fälle aus Japan.

Eine eher negative Prognose stellt Röhl (1969) für Raubmörder und Sexualmörder auf; bei Konflikttätern, die aus einer einmaligen seelischen Situation heraus handeln, sieht er die Prognose günstiger. Ohm (1959) stellt eine positive Prognose dort, wo seelische Entwicklungsstörungen zum Tötungsdelikt geführt haben, eine negative Prognose dagegen in solchen Fällen, wo konstitutionelle Mängel („negative Haltungsstile") vorliegen. Wurmser (1959) gibt der Hälfte der Raubmörder eine negative Prognose, unklar bleibt jedoch, welcher Hälfte.

Zur Rückfallgefahr äußert sich Steigleder (1968) umfassender. Seine Befunde basieren auf der Untersuchung von 94 Mördern und Totschlägern, die im Kieler Gerichtsmedizinischen Institut begutachtet wurden (1950-1963). Er teilt die Gesamtgruppe der Personen mit Tötungsdelikten in Affekttäter, Triebtäter und Rationaltäter ein. Diesen 3 Gruppen ordnet er bestimmte Persönlichkeitsstrukturen zu und zieht daraus auch prognostische Schlußfolgerungen: „Nur die Triebtäter und die Rationaltäter neigen zum Rückfall. Die Prognose der Affekttäter ist dagegen denkbar günstig."

Auch Wulf (1979) formuliert relativ ausführliche Hypothesen zur Rückfallprognose. Für günstig hält er die Entlassungsprognose von Konfliktmördern, da das Tatopfer meist in einer persönlichen Beziehung zum Täter gestanden habe und „nicht auswechselbar" sei. Daher dürfte ein erneuter Konfliktmord bei einfühlsamer Betreuung des Täters unwahrscheinlich sein. Die Prognose bei Aggressionsmördern bezeichnet er als ungünstig, weil das Opfer der Tat grundsätzlich „austauschbar" sei. Bei dieser Tätergruppe sei das Verhalten im Strafvollzug ein wichtiger prognostischer Hinweis. Bei Bereicherungsmördern sieht er die Prognose ebenfalls negativ wegen der „Austauschbarkeit" des Opfers und der Wiederholbarkeit der Tatsituation. Eine günstige Prognose stellt er nur für den Fall in Aussicht, daß sich im Vollzug ein neuer „Verhaltensstil" entwickelt habe. Für Sexualmörder könne allenfalls nach Behandlung eine Entlassung befürwortet werden.

Schorsch u. Becker (1977) und Schorsch et al. (1985) weisen auch auf die Rückfallgefahr bei Sexualstraftätern hin: „Die stabilisierende Funktion hat die sexuelldeviante Handlung mit dem neurotischen Symptom gemeinsam; sie kann keine dauerhafte Konfliktbewältigung leisten, weil die sadistische Handlung, die ein Einbrechen der abgespaltenen archaischen Destruktivität in das realitätsorientierte Selbst darstellt, diesen Wiederspruch und die daraus resultierenden Spannungen nicht aufheben kann. Von daher erklärt sich, daß die Entlastung durch die deviante Handlung nur kurzfristig anhält und sich der Drang zur Wiederholung steigert" (Schorsch u. Becker 1977).

Daß sich der Drang zur Wiederholung sowohl bei sexuell devianten Tätern als auch bei anderen schwer neurotisch gestörten Personen zeigt, belegt Lempp (1977) in seiner Untersuchung von 80 Jugendlichen und Heranwachsenden mit Tötungsdelikten. Bei allen 3 rückfällig gewordenen Probanden handelte es sich um „schwer neurotisch gestörte Jugendliche".

Etwa in dieselbe Richtung weist eine Äußerung von Goeman (1977), die in ihrer Untersuchung 33 begnadigte Personen mit Tötungsdelikten interviewte. Sie stellt nur bei solchen Delinquenten eine prognostisch ungünstige Entwicklung fest, bei denen bereits vor der Inhaftierung erhebliche psychische Auffälligkeiten zu beobachten waren. Besonderen Wert legt Goeman auf die Analyse der Sozialbeziehungen von Personen, über die prognostische Aussagen getroffen werden sollen. „Den sozialen Bezügen vor, in und nach der Haft mußte deshalb besondere Aufmerksamkeit geschenkt werden, weil sich zeigte, daß die entscheidenden prognostischen Hinweise und die Maßstäbe für den Erfolg der Wiedereingliederung am ehesten daraus abzuleiten sind."

Kriterien zur Sozialprognose nach langer Strafhaft versucht Albrecht (1977) mit Hilfe einer Analyse der postinstitutionellen sozialen Situation von 81 begnadigten „Lebenslänglichen" zu entwickeln. Mit der Methode des sozialwissenschaftlichen Intensivinterviews, mit Befragungen Dritter (Familienangehörige, Arbeitgeber, Bewährungshelfer) und mittels Akten- und Dokumentenanalysen hat die Untersuchung u. a. folgende Ergebnisse erbracht:

1) Je intensiver die Familienkontakte während der Haft und nach der Entlassung, desto weniger Schwierigkeiten werden von den Betroffenen im Prozeß der Wiedereingliederung wahrgenommen.
2) Je höher der nach der Haft eingenommene soziale Status, desto reibungsloser vollzieht sich der Wiedereingliederungsprozeß.

3) Je länger die Haftzeit, desto eher brechen familiale Bindungen ab, desto schwieriger wird eine im Verhältnis zur Zeit vor der Inhaftierung verbesserte sozialstrukturelle Plazierung und desto größer ist die von dem Betroffenen selbst wahrgenommene Haftfolgenbelastung.
4) Das während der Haft gezeigte Anpassungsverhalten ist sozialprognostisch irrelevant (Albrecht 1981).

Abschließend soll noch eine Arbeit referiert werden, die sich mit prognostischen Kriterien zur Abschätzung des Erfolgs von Behandlungsmaßnahmen im Strafvollzug beschäftigt. Dünkel (1981) führte eine Rückfalluntersuchung 1971-74 entlassener Strafgefangener des sozialtherapeutischen und Regelvollzugs in Berlin-Tegel durch. Retrospektiv betrachtet, ergaben sich dabei unterschiedliche Rückfallwahrscheinlichkeiten zwischen sozialtherapeutisch Behandelten und Nichtbehandelten. Bei gleicher Deliktstruktur, Vorstrafenbelastung, Straflänge und gleichem Entlassungsalter schneiden sozialtherapeutisch Behandelte jeweils besser ab, wobei innerhalb der jeweiligen Untersuchungsgruppen die prognostisch günstige Bedeutung geringer Vorstrafenbelastung, späterer erstmaliger Inhaftierung und bestimmter Delikte (Tötungs-, Körperverletzungs-, Sexualdelikte) bestätigt werden. In keinem Fall wurden vorzeitig Entlassene häufiger wiederverurteilt. Dies galt im Behandlungsvollzug selbst bei einer Aussetzungsquote von 65%. „Insgesamt ermutigen die Ergebnisse im Hinblick auf einen weiteren Ausbau ambulanter und stationärer Alternativen zum herkömmlichen Strafvollzug."

Abgesehen von den wenig aussagekräftigen Fallsammlungen der Autoren von Hentig (1962) u. Yoshimasu (1966) lassen sich aufgrund der vorliegenden Untersuchungen speziell zur Rückfallproblematik bei Personen mit Tötungsdelikten folgende Aussagen festhalten: wenig rückfallgefährdet sind die Konflikttäter, stark rückfallgefährdet die Rationaltäter, die Triebtäter und die schwer neurotisch gestörten Täter.

Die folgende empirische Untersuchung will u.a. auch diese Forschungshypothesen überprüfen.

4. Beschreibung unserer Untersuchung

4.1 Sozialpsychologische Analyse von 750 Personen mit Tötungsdelikten

Nach Angaben des Statistischen Bundesamts in Wiesbaden (1975) werden in der BRD in den letzten 15 Jahren durchschnittlich etwa 600 Personen pro Jahr wegen eines vollendeten oder versuchten Tötungsdelikts rechtskräftig verurteilt. (Die Schwankungsbreite beträgt etwa 400–800 Fälle in diesem Zeitraum; (Tabelle 1.)

Seit 1969 archiviert das Bundesjustizministerium die Urteile sämtlicher Tötungsdelikte aus der BRD an zentralem Ort. Der letzte Jahrgang rechtskräftig verurteilter Fälle, der komplett archiviert zu Beginn unserer Untersuchung vorlag, war das Jahr 1981.

Tabelle 1. Tötungsdelikte

Jahr	n[a]	VZ[b]
1969	407	8,6
1970	414	8,6
1971	438	9,2
1972	486	10,1
1973	535	10,9
1974	692	14,2
1975	727	14,9
1976	774	15,9
1977	707	14,5
1978	688	14,1
1979	677	13,9
1980	682	14,0
1981	684	14,0
1982	861	17,0
1983	861	16,0

[a] Anzahl der Verurteilungen strafmündiger Personen wegen versuchten und vollendeten Mordes und Totschlags.

[b] Verurteilungsziffer (Zahl der Verurteilungen auf je 1 Mio. strafmündiger Personen).

4.1.1 Probandengruppe

Grundlage unserer sozialpsychologischen Analyse bildeten die Urteile sämtlicher Tötungsdelikte der BRD aus den Jahren 1969 (n = 340) und 1981 (n = 410). Allerdings bezogen wir Ausländer (ca. 20 %) in unsere Arbeit nicht mit ein, da ihr soziokultureller Hintergrund sich von dem der Bürger der BRD zu sehr unterscheidet. Auch NS-Tötungsdelikte berücksichtigen wir nicht, da sie 40 Jahre und mehr zurückliegen und unter außergewöhnlichen, mit der heutigen Lebenssituation nicht vergleichbaren Bedingungen geschahen. Außerdem sind solche Fälle nicht enthalten, bei denen statt einer Strafe nur eine Maßregel angeordnet wurde; diese Urteile lagen nämlich nur vereinzelt im Bundesjustizministerium vor. Wir wählten für unsere Analyse die am weitesten auseinanderliegenden Jahrgänge (12 Jahre Differenz) der im Bundesjustizministerium gesammelten Urteile aus, um überprüfen zu können, ob sich spezifische quantitative oder qualitative Veränderungen in persönlichkeitspsychologischen, situations- oder tatbezogenen Merkmalen bei Personen mit Tötungsdelikten nachweisen lassen.

4.1.2 Erfaßte Daten

Anhand der vorliegenden schriftlichen Urteile, die im Durchschnitt 80–100 Seiten umfaßten, hielten wir folgende 26 Merkmale fest:

Alter,
Geschlecht,
Familienstand,
Schulbildung,
Berufsausbildung,
Beruf zur Zeit der Straftat,
Vorstrafen ja/nein,
Alter bei 1. Vorstrafe,
Anzahl der Vorstrafen,
Art der Vorstrafen,
Anzahl der in Haft verbüßten Monate,
soziale Vorgeschichte,
Begutachtungsergebnis durch den Psychiater,
Persönlichkeitsdiagnose des Psychiaters,
Tatmotiv,
Geschlecht des Opfers,
Alter des Opfers,
Zahl der Opfer,
Zahl der Täter,
Täter-Opfer-Beziehung,
Urteil nach Tatbestandsmerkmalen (Mord, Totschlag),
Länge der Strafe,

Maßregel,
Einfluß von Alkohol bzw. Drogen zur Tatzeit,
Selbstmordversuche,
Bundesland, in dem die Verurteilung erfolgte.

Die meisten dieser Daten konnten anhand der schriftlichen Urteile eindeutig zugeordnet werden. Nur bei der Qualifizierung der sozialen Vorgeschichte (unauffällig, eher ungünstig, extrem ungünstig) mußte zwischen den Verfassern, beide klinische Psychologen, manchmal ausführlicher diskutiert werden, um zu einem übereinstimmenden Ergebnis zu gelangen. „Eher ungünstig" nannten wir solche Fälle, in denen die frühkindliche Entwicklung des Täters zumindest in einem existentiell wichtigen Bereich gestört war (z. B. ohne Eltern aufgewachsen, viele Heime durchlaufen, körperbehindert o. ä.) und „extrem ungünstig" solche Entwicklungen, bei denen in mehreren existentiell wichtigen Lebensbereichen Störungen vorlagen, so daß keine Kompensationsmöglichkeiten zu erkennen waren (z. B. keine familiären Bindungen, Lernschwierigkeiten in der Schule und körperliche Behinderung).

Nachdem wir jeden Fall nach den 26 Merkmalen gemeinsam eingeordnet hatten, versuchten wir, auf dem Hintergrund sämtlicher uns zugänglicher Informationen (Gerichtsurteil), eine Einschätzung der Täterpersönlichkeit im Hinblick auf die psychodynamische Entstehung des Tötungsdelikts vorzunehmen. Wir bildeten 5 Kategorien:

1) Psychisch kranke Täter (Psychotiker, Neurotiker, Süchtige),
2) Konflikttäter (sozial und psychisch überlastete Täter),
3) Affekttäter (auf dem Hintergrund einer kurzzeitigen emotionalen Erregung),
4) rational planende Täter,
5) aus Mangel an Informationen nicht einzuordnende Täter.

Wir sind uns darüber im klaren, daß tendenzielle Fehler vorkommen können, wenn die Untersucher einer Fragestellung gleichzeitig als Ratergruppe fungieren, und wir wären interessiert, das Material nachträglich von einem neutralen klinischen Psychologen einschätzen zu lassen. Aus finanziellen Gründen war dies zum Zeitpunkt der Untersuchung nicht möglich. Allerdings beruht die Analyse unserer Daten, wie im folgenden deutlich wird, nur zu einem geringen Teil auf subjektiv unterschiedlich interpretierbaren Kategorien.

4.1.3 Beschreibung der Gesamtgruppe hinsichtlich der erfaßten Daten (n = 750)

Alter
Der Altersmittelwert der Täter beträgt 31,5 Jahre mit einer Streuung von 10, d. h. der überwiegende Teil der Täter ist zwischen 20 und 40 Jahre alt.

Geschlecht
Nur 10 % der wegen eines Tötungsdelikts verurteilten Personen sind Frauen.

Familienstand
verheiratet   33 %,
ledig   46 %,
geschieden   19 %,
verwitwet   2 %.

Schulbildung
weniger als Volksschulabschluß   25 %,
Volksschulabschluß   70 %,
mehr als Volksschulabschluß   5 %.

Berufsausbildung
keine   60 %,
abgeschlossene Lehre   38 %,
Hochschulbildung   2 %.

Beruf zur Zeit der Straftat
arbeitslos   26 %,
Arbeiter   35 %,
Handwerker und vergleichbare Berufe 17 %,
Hausfrau   3 %,
Pensionär   3 %,
selbständiger Geschäftsinhaber   1,9 %,
Soldat oder Polizist   1,5 %,
Schüler   1,5 %,
Akademiker   1,1 %.

Soziale Vorgeschichte
unauffällig   25 %,
ungünstig   56 %
sehr ungünstig   14 %,
keine Information   5 %.

Vorstrafen
Vorbestraft waren 51 % der Täter. Das Alter bei der 1. Vorstrafe lag im Durchschnitt bei 20 Jahren mit einer Streubreite von 14–56 Jahren. Die Zahl der Vorstrafen betrug durchschnittlich 4 mit einer Streuung von 1–25 Vorstrafen.
Die Art der Vorstrafen zeigt folgende Verteilung:
Tötungsdelikte   2 %,
Körperverletzungsdelikte   24 %,

Eigentumsdelikte 8%,
Verkehrsdelikte 3%,
Sittlichkeitsdelikte 1%,
sonstige Delikte 13%.

Verbüßte Haftzeit
Die Vorbestraften unter den Tätern hatten im Mittelwert ca. 1 Jahr Haft verbüßt, bei einer Streubreite von 1 Monat – 16 Jahre.

Psychiatrische Begutachtung
In den psychiatrischen Gutachten wurden folgende Klassifizierungen hinsichtlich der strafrechtlichen Verantwortlichkeit der Täter vorgenommen:
voll verantwortlich 42%,
vermindert verantwortlich 54%,
nicht verantwortlich 4%.

(Die Fälle, die als „strafrechtlich nicht verantwortlich" eingestuft wurden, tauchen hier deswegen auf, weil sich die Gerichte den Gutachtern nicht angeschlossen und eine Verurteilung des Täters vorgenommen haben.)

Die Persönlichkeit der Täter diagnostizierten die Psychiater in folgender Weise (wir beziehen uns auf die Wiedergabe durch die Gerichte in den schriftlichen Urteilen und sind uns der dadurch bedingten möglichen Verzerrungen bewußt):

ohne Auffälligkeiten, psychisch gesund 67%,
Persönlichkeitsstörungen (Psychosen bzw. Neurosen) 11%,
Sucht 3%,
hirnorganische Störungen bzw. Schwachsinn 10%,
Psychopath 9%.

Wurden bei einer Person mehrere verschiedene Diagnosen erstellt, so griffen wir bei der Auswertung nur die auf, welche laut Psychiatergutachten mit der Straftat am ehesten in Zusammenhang gebracht wurden.

Die Diskrepanz zwischen der Anzahl der psychisch gesunden Täter und der als strafrechtlich voll verantwortlich klassifizierten Personen ergibt sich dadurch, daß in mehreren Fällen verminderte strafrechtliche Verantwortlichkeit aufgrund von erheblichem Alkoholeinfluß zur Tatzeit angenommen wurde.

Tatmotive
Auch hier versuchten wir das Hauptmotiv zu benennen, wenn es sich um 2 verschiedene Motive oder um ein sog. Motivbündel handelte. Im folgenden führen wir die vom Gericht dem Täter zugeschriebenen Motive an:
Affekt 53%,
Konflikt 15%,
Gewinn und Bereicherung 11%,

Verdeckung einer Straftat	12 %,
sexuelle Erregung	3 %,
psychotischer Wahn	1 %,
politische Überzeugung	1 %,
ungeklärt	4 %.

Faßt man die Motive in einen mehr emotionalen und mehr rationalen Bereich zusammen, so ergibt sich, daß ca. 72 % der Personen mehr emotional motiviert handeln (Affekt, Konflikt, sexuelle Erregung, psychotischer Wahn) und 24 % eher rational motiviert (Gewinn und Bereicherung, Verdeckung einer Straftat, politische Überzeugung).

Die Opfer und die Täter-Opfer-Beziehung

Das Geschlecht der Opfer war in 53 % der Fälle männlich in 47 % der Fälle weiblich.

Für das Alter der Opfer ergibt sich folgende Verteilung:

Kinder bis 14 Jahre	10 %,
Jugendliche (15-20 Jahre)	10 %,
Erwachsene (21-30 Jahre)	24 %,
(31-40 Jahre)	21 %,
(41-50 Jahre)	13 %,
(51-60 Jahre)	9 %,
alte Menschen (über 60 Jahre)	11 %.

Die Täter-Opfer-Beziehung läßt sich folgendermaßen klassifizieren:

unbekannt	21 %,
bekannt	27 %,
Intimpartner	28 %,
Väter	2,9 %,
Mütter	1,2 %,
Kinder	8 %,
sonstige Verwandte	6 %,
Rivalen	4 %,
Prostituierte	1 %,
nicht klassifizierbar	1 %.

Es wird deutlich, daß nur ein kleiner Teil der Opfer dem Täter völlig unbekannt war (21 % gegenüber 78 %).

Bei der großen Zahl der Beziehungstötungen (46 %) verwundert es, daß nur 15 % von den Gerichten als Konflikttaten eingeordnet werden (s. S. 15). Die Erklärung dafür liegt unserer Meinung nach darin, daß sich die Kategorien „Affekt" und „Konflikt" nicht ausschließen, bei Beziehungstötungen sogar häufig miteinander verbunden sind, die Gerichte jedoch dazu tendieren, den der Tötungshandlung näheren Affekt stärker zu bewerten als die vorangegangene Konfliktentwicklung.

Daß mehr als doppelt so häufig Väter als Mütter getötet werden (21 Väter gegenüber 9 Müttern), führen wir darauf zurück, daß die Täter, überwiegend männlichen Geschlechts, am ehesten den Unterdrückungen ihrer Väter ausgesetzt waren. Zieht man ein psychoanalytisches Deutungsmuster heran, so könnte es sich bei den Tötungsdelikten von Männern an ihren Vätern auch um die symbolische Vernichtung eigener abgelehnter Persönlichkeitsanteile handeln. Deutlich wird ein solcher psychodynamischer Hintergrund der Tatentwicklung bei Herrn S. (Beispiel 12, S. 71) der durch das Töten des Vaters seine eigene Unsicherheit im Ausfüllen der männlichen Rolle zu überwinden versuchte.

Von den 3 Frauen, die einen Elternteil töteten, waren 2mal der Vater und 1mal die Mutter das Opfer. Diese kleinen Zahlen lassen eine Interpretation nicht zu. Konflikte zwischen Töchtern und Müttern gibt es sicher ebenso häufig wie zwischen Söhnen und Vätern, jedoch tragen Frauen ihre Konflikte meist auf andere Weise aus als durch massive körperliche Aggressionen.

Zahl der Täter und Zahl der Opfer
4% der Tötungsdelikte geschahen in Form einer Gemeinschaftstat, in 9% der Fälle wurden mehrere Opfer getötet, in 2% davon mehr als 2 Opfer.

Urteil
Verurteilt wurden wegen
vollendeten Mordes   28%
versuchten Mordes   14%
vollendeten Totschlags   32%
versuchten Totschlags   26%

Länge der Strafen
Die Länge der verhängten Strafen betrug:
Bewährung ohne Inhaftierung   4%,
bis zu 2 Jahren Haft   12%,
mehr als 2 bis 5 Jahre   24%,
mehr als 5 bis 10 Jahre   30%,
mehr als 10 bis 15 Jahre   10%,
lebenslänglich   12%.

Bei insgesamt 9% der Täter wurde neben der Strafe eine Maßregel ausgesprochen.

Alkohol- bzw. Drogeneinfluß zur Tatzeit
Unter Alkohol- bzw. Drogeneinfluß standen zur Tatzeit ca. 49% der Täter. Als Grenze für einen bedeutsamen Alkoholeinfluß legten wir einen Wert von 1‰ Blutalkoholgehalt fest. Auch Staak teilt das Maß der Alkoholbeeinflussung ein in „leicht alkoholisiert" (bis 1‰), „mittlere Alkoholisierung" (bis 2‰) und „starke

Alkoholisierung" (über 2 ‰; nach M. Staak 1969, *Über Tötungsdelikte in flüchtigen Partnerschaften,* unveröffentlichte Habilitationsschrift, Universität Frankfurt am Main).

Selbstmordversuche
Ein Selbstmordversuch oder sogar mehrere Versuche ließen sich bei 9 % der Täter nachweisen; in 5 % der Fälle kann man das Tötungsdelikt als „erweiterten Suizidversuch" bezeichnen, d. h. der Täter wollte seinem Opfer in den Tod folgen. Insbesondere Frauen zeigten diese Tendenz, mit ihren Kindern gemeinsam in den Tod zu gehen.

Bundesland
Wegen der unterschiedlichen Größe und der unterschiedlichen Strukturen der Bundesländer soll hier nicht näher auf die Verteilung der Tötungsdelikte auf die einzelnen Bundesländer eingegangen werden. Es sei nur erwähnt, daß in absoluten Zahlen gemessen, die meisten Verurteilungen wegen eines Tötungsdelikts in den Ländern Nordrhein-Westfalen, Bayern, Baden-Württemberg, Hessen und Berlin zu verzeichnen waren.

Einordnung der Täter nach psychologischen Kriterien
In einem Expertenratingverfahren stuften die beiden Verfasser auf der Basis sämtlicher vorliegenden Daten die Täter im Hinblick auf die psychodynamische Entstehung des Tötungsdelikts in folgende Kategorien ein:

psychisch kranke Täter	18 %,
Konflikttäter (sozial und psychisch überlastet)	23 %,
Affekttäter (momentane affektive Erregung)	43 %,
rational planende Täter	7 %,
aus Mangel an Informationen nicht einzuordnen	9 %.

Es ist sowohl für die Konflikttäter als auch für die Affekttäter charakteristisch, daß sie aus einer psychischen Ausnahmesituation heraus handeln. Bei den Konflikttätern bildet jedoch eine langjährige soziale und psychische Überlastung den Hintergrund für das Tötungsdelikt, bei den Affekttätern eher ein momentaner Erregungszustand.

Aus der vorstehenden Aufstellung wird ersichtlich, wie hoch der Anteil der Personen ist, die das Tötungsdelikt aus einer schweren Persönlichkeitsstörung heraus oder infolge einer psychischen Ausnahmesituation begehen (insgesamt 84 % gegenüber einer Gruppe von 7 % rational planenden Tätern).

4.1.4 Zusammenfassung

Personen mit Tötungsdelikten sind zu 90 % männlichen Geschlechts und gehören der Altersgruppe von 20–40 Jahren an. Nur 30 % von ihnen sind verheiratet.

Zusammenfassung 19

25 % der Täter haben keinen Volksschulabschluß, 60 % keine Berufsausbildung, und 26 % sind zum Zeitpunkt des Tötungsdelikts arbeitslos. Was die soziale Vorgeschichte der Täter betrifft, d. h. ihre Lebenssituation in der Kindheit, so fällt auf, daß man diese nur bei 25 % der Gruppe als „normal" bezeichnen kann. Bei 56 % verlief die Kindheit ungünstig, bei 14 % sogar extrem ungünstig, d. h. bei dieser Tätergruppe gab es keinerlei psychische oder soziale Bedingungen, welche die erheblichen Beeinträchtigungen in der Kindheit hätten kompensieren können.

Etwa 50 % der Täter sind vorbestraft, davon 25 % wegen eines Körperverletzungsdelikts, d. h. dem Tötungsdelikt gingen aggressive Handlungen gegen eine Person, manchmal auch gegen die später getötete Person, voraus.

Bezüglich der Tatmotive sprachen die Richter in 53 % der Fälle von einer Affekttat, in 15 % der Fälle von einer Konflikttat. Eher rationale Motive (Gewinn und Bereicherung 11 %, Verdeckung einer Straftat 12 %, politische Überzeugung 1 %) wurden in 24 % der Fälle angenommen.

Das Opfer der Tat war nur in 21 % der Fälle dem Täter vorher völlig unbekannt. Intimpartner (28 %), Bekannte (27 %) und Verwandte (18 %) machen den größten Teil der Opfer aus.

4 % der Tötungsdelikte wurden als Gemeinschaftstat begangen, in 9 % der Fälle waren mehrere Personen Opfer der Tat.

Fast 50 % der Täter standen während des Tötungsdelikts unter Alkohol- bzw. Drogeneinfluß. 14 % hatten im Laufe ihres Lebens einmal oder mehrere Male ernsthafte Selbstmordversuche unternommen.

In den psychiatrischen Gutachten wurden 54 % der Täter als strafrechtlich vermindert und 4 % als strafrechtlich nicht verantwortlich bezeichnet. Allerdings ist hierbei zu berücksichtigen, daß die Untersuchung keine Fälle erfaßt, in denen auch das Gericht von einer Schuldunfähigkeit des Angeklagten ausgegangen ist. Die Diagnose lautete bei 67 % „psychisch gesund" und bei 33 % „psychisch gestört" (Psychose, Neurose, Psychopathie, Sucht, hirnorganische Erkrankung).

Nach klinisch-psychologischer Einordnung sind 18 % der Täter als „psychisch krank" anzusehen, 66 % als Konflikt- bzw. Affekttäter und nur 7 % als rational planende Täter. Auf die Unterschiede in der Einstufung nach psychiatrischen und psychologischen Kriterien gehen wir später noch ausführlich ein.

Im Urteil verhängten die Gerichte bei 4 % der Personen mit Tötungsdelikten eine zur Bewährung ausgesetzte Freiheitsstrafe, bei 76 % eine zeitlich begrenzte Freiheitsstrafe und bei 12 % eine lebenslange Freiheitsstrafe. Bei 9 % der Täter wurde außerdem eine Maßregel angeordnet.

4.2 Vergleich von männlichen (n = 674) und weiblichen (n = 76) Tätern

Der Anteil der Frauenkriminalität an der Gesamtkriminalität in der BRD liegt bei 13 %. Kriminalität ist also Männersache. Die Kriminalität der Frau weist nach

Brökling (1980) 2 wesentliche Merkmale auf:

1) Quantitativ ist der statistische Anteil der weiblichen Kriminalität deutlich unterrepräsentiert.
2) Der relative Schwerpunkt der weiblichen Kriminalität liegt im Bereich einer spezifisch weiblichen Konfliktkriminalität, die im engen Zusammenhang mit den der weiblichen Rolle impliziten Funktionsbestimmungen der Frau aufzutreten scheint.

Für die quantitative Ausprägung kriminellen Verhaltens bei Frauen ist sicher eine gewisse Form informeller Kontrolle verantwortlich zu machen. Als häufigster Träger informeller sozialer Kontrolle gelten Primär- und Kleingruppen, insbesondere die Familie. Darüber hinaus muß auf die Wirksamkeit verinnerlichter Kontrollen als Ergebnis des weiblichen Sozialisationsprozesses hingewiesen werden. Sie manifestieren sich im weiblichen Sozialverhalten in Form größerer Passivität und Abhängigkeit sowie geringerer Aggressionen und Selbstbehauptung.

Die qualitative Struktur der Frauenkriminalität läßt sich im wesentlichen durch das Konzept der spezifisch weiblichen Konfliktlagen erklären. Das kriminelle Verhalten trägt problemlösenden Charakter, allerdings nimmt die Kriminalität für die Frau im Vergleich zum Mann einen niedrigen Stellenwert als „Konfliktbewältigung" ein. Frauen zeigen eher passives Problemlösungsverhalten, z.B. psychische Erkrankungen, Suchtmittelabusus oder Suizidversuche (Dürkop u. Hardtmann 1974). Von der Frau wird erwartet, daß sie keine antisozialen Verhaltensweisen äußert. Dafür spricht der empirische Befund, daß die elterliche Sanktionierung aggressiver Reaktionen bei Mädchen sehr viel härter ist als bei Jungen, was zur Folge hat, daß Mädchen eine internalisierte Ablehnung gegenüber aggressiv-kriminellem Verhalten zeigen.

Eine sehr deutliche Beziehung zu den der geschlechtsspezifischen Positionen der Frau inhärenten Konflikten weist die weibliche Tötungskriminalität auf. Der weibliche Anteil liegt hier mit ca. 10 % erheblich unter dem Anteil der Männer und auch noch unterhalb ihres eigenen durchschnittlichen Kriminalitätsanteils.

Beim Vergleich unserer beiden Untersuchungsgruppen von 674 Männern und 76 Frauen, die in den Jahren 1969 bzw. 1981 wegen eines Tötungsdelikts rechtskräftig verurteilt worden sind, ergaben sich im wesentlichen folgende Unterschiede:

4.2.1 Alter

Frauen sind tendenziell älter als Männer, wenn sie ein Tötungsdelikt begehen. Männer sind dabei durchschnittlich 30 Jahre, Frauen 32 Jahre alt. Wegen einer erheblichen Streuung des Alters in den beiden Gruppen erreicht dieser mittlere Altersunterschied statistisch nur fast das Signifikanzniveau von 5 %.

Auch bei Goeman (1977) findet man eine nicht näher erläuterte Bemerkung in dieser Richtung: „Auf den Umstand, daß die Männer gegenüber den Frauen in etwas jüngerem Alter Mord- bzw. Totschlagsdelikte begehen, sei nicht weiter eingegangen." Wir erklären diesen Befund damit, daß Frauen häufiger nach jahrelanger Konfliktentwicklung ein Tötungsdelikt als Problemlösung dient, eine Tatsache, auf die wir später bei der Analyse der Motive noch eingehen werden.

4.2.2 Familienstand

Frauen, die töten, sind signifikant häufiger verheiratet als Männer. Auch dieser Befund steht im Zusammenhang mit den spezifisch weiblichen innerfamiliären Konfliktlagen, die wir bei der Untersuchung der Täter-Opfer-Beziehung näher erörtern.

4.2.3 Vorstrafen

Frauen sind signifikant seltener vorbestraft als Männer. Nur 14 % der Frauen weisen Vorstrafen auf im Vergleich zu 56 % der Männer. Diese geringe Vorstrafenbelastung der Frauen kann interpretiert werden als Beweis für die stärkere äußere und innere Kontrolle von Frauen im Hinblick auf kriminelle Verhaltensweisen.

4.2.4 Täter-Opfer-Beziehung

Ergebnisse amerikanischer Untersuchungen zur Tötungskriminalität unterstützen die Hypothese, daß die Wahl des Opfers bei weiblichen Tätern im engen Zusammenhang mit der weiblichen Geschlechterrolle steht. So stellte Wolfgang (1958) fest, daß es sich bei 52 % der Opfer von weiblichen Tätern um Familienangehörige und bei weiteren 21 % um Geliebte der Täterinnen handelte. In einer neueren Studie von Ward et al. (1969) waren ebenfalls mehr als 50 % der Opfer Familienangehörige und Geliebte. In unserer Untersuchung entstammen die Opfer der Frauen zu 85 % dem engeren Familienkreis: 50 % der Frauen töteten ihre Kinder (davon die meisten im Alter bis zu 6 Jahren), 30 % ihren Intimpartner (Ehemann oder Geliebten) und 5 % nahe Familienangehörige. Nur in 10 % der Fälle zählt das Opfer zum weiteren Bekanntenkreis, und in 5 % der Fälle war das Opfer der Frau vorher unbekannt Im Vergleich zu männlichen Tätern töten Frauen signifikant häufiger Männer als Frauen.

Während Frauen in 71 % der Fälle Männer und in 29 % der Fälle Frauen töten, ist das Verhältnis von männlichen und weiblichen Opfern bei männlichen Tätern etwa ausgewogen (51 % Männer und 49 % Frauen). Frauen töten auch signifikant häufiger Kinder im Alter bis zu 6 Jahren, nämlich in 40 % der Fälle gegenüber einem Anteil von 4 % bei männlichen Tätern. Demgegenüber töten Frauen im Vergleich zu Männern sehr viel seltener unbekannte Personen (Frauen 5 %, Männer 23 %, $p < 0{,}01$).

Für die überwiegende Zahl von Kindern und Ehemännern als Opfer weiblicher Tötungskriminalität lassen sich aus den strukturell bedingten Konfliktlagen der Frau in Ehe und Familie einige Erklärungsmomente ableiten. War der Ehemann Opfer des Tötungsdelikts, so gingen diesem meist jahrelange, zermürbende Ehekonflikte voraus. Auch Trube-Becker (1974) kommt zu ähnlichen Erklärungen für Tötungsdelikte von Ehefrauen. Die Tötung des eigenen Kindes sieht Trube-Becker als die extremste Form der Reaktion einer Frau auf psychische, soziale und materielle Schwierigkeiten im familiären Bereich an. Als Hinweis auf die Ausweglosigkeit der Frauen kann gewertet werden, daß 25 % von ihnen im Zusammenhang mit dem Tötungsdelikt einen Suizidversuch begingen. Die Anzahl der sog. „erweiterten Suizidversuche" liegt bei den Frauen erheblich höher als bei den Männern (Frauen 25 %, Männer 2 %). Frauen versuchen also deutlich häufiger als Männer, nachdem sie einen Familienangehörigen getötet haben, mit diesem in den Tod zu gehen. Demgegenüber ist die Zahl der Selbstmordversuche in der gesamten Lebensphase vor der Tat bei Männern und Frauen gleich hoch (jeweils 9 %).

4.2.5 Motivation

Zur Charakterisierung der Gesamtsituation, aus der heraus die Frauen das Tötungsdelikt verüben, läßt sich aus unserer Untersuchung folgendes ableiten:

64 % der Frauen handelten aus einer langfristigen, schweren Konfliktlage heraus (im Vergleich dazu nur 18 % der Männer).

Bei 9 % der Frauen läßt sich die Tat als Folge eines hochgradigen Affekts, hervorgerufen durch eine momentane Konfliktsituation, erklären (dagegen bei 47 % der Männer).

Nur eine Frau handelte rational die Tat planend, im Vergleich zu 8 % bei den Männern. Diese Unterschiede in der Motivationslage ließen sich statistisch absichern.

Nur bei der Anzahl der Personen, die aus einer psychischen Erkrankung heraus ein Tötungsdelikt begehen, ergab sich zwischen Männern und Frauen kein Unterschied (17 % Frauen, 18 % Männer).

Diese Einschätzung der Motive wurde, wie bereits vorher erläutert, von 2 klinischen Psychologen — den beiden Autoren dieses Buches — auf der Basis des gesamten vorliegenden Aktenmaterials vorgenommen.

Eine Bemerkung darüber, daß besonders häufig Frauen aus einer psychisch überlasteten bzw. aus einer Konfliktsituation heraus töten, findet sich auch am Rande bei Goeman (1977): „Dabei ist die relativ hohe Zahl von Frauen unter den Konflikttätern besonders deutlich."

4.2.6 Alkohol/Drogen

Frauen stehen während der Ausführung eines Tötungsdelikts erheblich seltener unter Alkohol- bzw. Drogeneinfluß als Männer (17 % der Frauen, 52 % der Männer, p < 0,01). Ein nicht unerheblicher Anteil der Tötungshandlungen von Männern wird in Gaststätten ausgeführt, hingegen keine einzige von einer Frau.

4.2.7 Psychiatrische Gutachten

Bei der Begutachtung durch einen Psychiater werden die Frauen häufiger als strafrechtlich vermindert verantwortlich bzw. nicht verantwortlich bezeichnet (vermindert verantwortlich 57 % Frauen und 54 % Männer, nicht verantwortlich 13 % Frauen und 3 % Männer). Außerdem diagnostizieren die Psychiater in ihren Gutachten bei Frauen häufiger neurotische Erkrankungen als bei Männern (21 % bei Frauen, 10 % bei Männern, p < 0,05).

Zu ähnlichen Ergebnissen kommt eine Berliner statistische Untersuchung, in der über 10 Jahre lang (1967 bis 1976) Mord- und Totschlagsdelikte analysiert wurden, unter ihnen 50 Frauen, d. h. 12,7 % der Gesamtgruppe der Täter. Während den männlichen Tätern zu etwa der Hälfte eine verminderte Schuldfähigkeit zugebilligt wurde, geschah dies bei Frauen sogar zu zwei Drittel (Becker u. Groß 1980).

Auf diesen Zusammenhang weisen auch Burgard (1977), Brökling (1980) und Sauer-Burghard u. Zill (1984) hin. „Das Überwiegen von neurotischen Störungen bei Frauen ist eines der stabilsten Ergebnisse psychiatrisch-epidemiologischer Untersuchungen." (Brökling 1980). Ob Frauen allerdings tatsächlich häufiger unter neurotischen Störungen leiden, oder ob es sich dabei eher um Zuschreibungsprozesse handelt, muß hier außer acht gelassen werden.

4.2.8 Urteil

Frauen werden seltener wegen Mordes und häufiger wegen Totschlags verurteilt (p < 0,05). Die Gerichte verurteilten 30 % der Frauen und 45 % der Männer wegen versuchten oder vollendeten Mordes und 70 % der Frauen gegenüber 55 % der Männer wegen versuchten oder vollendeten Totschlags.

	Mord versucht und vollendet	Totschlag versucht und vollendet
Frauen	30 %	70 %
Männer	45 %	55 %

Die Länge der Strafen hängt zum großen Teil von der Qualifizierung des Tötungsdelikts (Mord oder Totschlag) und vom Ausmaß der strafrechtlichen Verantwortlichkeit des Täters/der Täterin ab. So ergibt sich, daß Frauen insgesamt geringere Strafen erhalten haben. Frauen wurden im Vergleich zu Männern häufiger zu sehr geringen Strafen (bis zu einem Jahr) und seltener zu einer lebenslangen Strafe verurteilt (p < 0,01).

Auf die im Durchschnitt niedrigeren Strafen für Frauen mit Tötungsdelikten weisen auch 2 statistische Untersuchungen aus Berlin und Nordrhein-Westfalen hin. Becker u. Groß (1980) resümieren die Urteile in Berlin über einen Zeitraum von 10 Jahren: „Hervorzuheben ist, daß allein 66 % aller Frauen (von insgesamt 50) zu weniger als 6 Jahren Freiheitsentzug verurteilt wurden, während nur 5 von ihnen Freiheitsstrafen von 10 oder mehr Jahren erhielten... Die relativ hohe Quote der niedrigen Strafen ist als Ausfluß der Würdigung der Gesamtumstände der Tat zu sehen, die eine mildere Beurteilung des Geschehens und damit eine Strafreduzierung erlaubte. In diesem Zusammenhang spielt auch die Frage der Verantwortlichkeit zum Tatzeitpunkt eine ausschlaggebende Rolle. Der § 21 StGB wurde 66 % der weiblichen Täter zugebilligt."

Pracejus (1986), der die Mord- und Totschlagsstatistik der im Jahre 1980 in NRW Verurteilten auswertet, unter ihnen 15 Frauen, erwähnt ebenfalls, daß bei Frauen als Täterinnen das geringe Strafmaß auffällig sei, nämlich durchschnittlich 3 Jahre und 5 Monate gegenüber einem Durchschnitt in der Gesamtgruppe von 8 Jahren und 1 Monat.

Pracejus hält fest, daß das Tatmotiv der Depression bei Frauen überdurchschnittlich häufig vertreten sei, daß dieser Faktor allein den Unterschied im Strafmaß jedoch nicht erklären könne.

4.2.9 Zusammenfassung

Quantitativ und qualitativ unterscheidet sich die weibliche Tötungskriminalität erheblich von der männlichen. Daß der Anteil der Frauen an der Gesamtzahl der Tötungsdelikte nur etwa 10 % beträgt, sehen wir als Folge der spezifischen, aggressives Verhalten tabuisierenden Sozialisationsbedingungen der Frau (innere Kontrolle) an und als Folge der stärkeren äußeren Kontrolle, der Frauen in unserer Gesellschaft unterliegen.

Die qualitative Struktur der Tötungsdelikte von Frauen läßt sich weitgehend durch das Konzept spezifisch weiblicher Konfliktlagen erklären. Der größte Teil weiblicher Tötungsdelikte kann als inadäquates Problemlöseverhalten in unerträglich gewordenen ehelichen und familiären Konfliktsituationen beschrieben werden.

Frauen, die töten, sind tendenziell älter als Männer, häufiger verheiratet, seltener vorbestraft, und sie begehen das Tötungsdelikt seltener unter Alkohol- bzw. Drogeneinfluß. Ihre Opfer entstammen zu 85 % dem engeren Familienkreis, und bei etwa 66 % der Frauen ist die Tötungshandlung Endpunkt einer sich über Jahre hinziehenden sozial und psychisch überlasteten Lebenssituation. Die existentielle Ausweglosigkeit vieler Frauen manifestiert sich darin, daß 25 % von ihnen im Zusammenhang mit der Tötungshandlung einen Selbstmordversuch begehen.

In der psychiatrischen Begutachtung werden Frauen im Vergleich zu Männern häufiger als vermindert verantwortlich bzw. als nicht verantwortlich für die Tat bezeichnet. Auch diagnostizieren die Psychiater bei Frauen häufiger neurotische Persönlichkeitsstörungen als bei Männern. Da zudem die Tötungsdelikte von Frauen häufiger als Totschlag und nicht so häufig als Mord qualifiziert werden, fallen die Strafen erheblich milder aus als die Strafen bei Tötungsdelikten von Männern. Die Gerichte verhängen bei Frauen häufiger Kurzstrafen bis zu einem Jahr und seltener eine lebenslange Freiheitsstrafe. Daraus den Schluß zu ziehen, daß Richter gegenüber Frauen, die töten, mehr Rücksicht und Güte walten ließen, wäre verfehlt. Wir sehen das niedrigere Strafmaß bei Frauen eher als Folge der Würdigung der Gesamtumstände der Tat an, insbesondere auch der spezifischen Motivationslage von Frauen, die eher eine Strafreduzierung durch die Gerichte erlaubt. Ann Jones (1986) unterstützt diese Sichtweise durch ihre Erfahrungen in den USA. „Bei Frauen, die kürzere oder zur Bewährung ausgesetzte Strafen erhalten, geschieht dies in der Regel aus rechtlichen, nicht ritterlichen Gründen: ihre Straftaten sind zumeist weniger schwerwiegend und weniger brutal, Frauen sind häufiger Ersttäterinnen und haben minderjährige Kinder, die durch eine Inhaftierung ihrer Mutter bestraft würden."

Im Zusammenhang mit dem Thema „Tötungsdelikte von Frauen" taucht immer wieder die Frage auf, ob die Emanzipation zum Anstieg der Zahl krimineller Frauen führen müsse. Bezogen auf Tötungsdelikte können wir dies klar verneinen, da Tötungshandlungen, wie viele Beispiele eindrucksvoll belegen (u. a. Mauz 1985; Emken u. Hauptvogel 1985), gerade nicht von emanzipierten Frauen begangen werden. Frauen, die töten, sind vielmehr passive, angepaßte, unterdrückte, unselbständige, abhängige Menschen, die in schweren Konfliktsituationen keine konstruktiven Lösungen finden *(Beispiele 1 und 2)*. Auch die wenigen Frauen, die eher „männliche" Verhaltensweisen übernehmen und somit auch eher bereit sind, Konflikte mit tätlichen Aggressionen zu regeln, kann man nicht als emanzipiert ansehen *(Beispiel 3)*. Emanzipation von Frauen und Männern wird dazu führen, daß beide adäquatere Konfliktlösungsmöglichkeiten finden und seltener dazu gezwungen sind, in Aggressionshandlungen destruktiver Art auszuweichen.

Im folgenden werden 3 Fälle von Tötungsdelikten erörtert, von denen die ersten beiden prototypisch für Frauen, die töten, gelten können; der 3. Fall stellt von der Psychodynamik der Tatentstehung her eher eine Ausnahme in der Gruppe der Frauen dar.

Hintergrund der hier referierten Beispiele sind persönliche Gespräche der Verfasser mit den Delinquenten, entweder in der Haftanstalt oder, falls sie inzwischen in Freiheit leben, in ihrer häuslichen Umgebung. Über persönliche Kontakte zu Anwälten, dem Leiter einer Justizvollzugsanstalt und zu psychiatrischen Sachverständigen war es möglich, besonders typische Fallbeispiele zu finden, anhand derer sich unsere Prognosekriterien erläutern lassen.

Die Gespräche dauerten jeweils 2 - 4 h und wurden in den meisten Fällen auf Tonband aufgenommen. Im wesentlichen erörterten wir folgende Themen: Bedingungen der frühen Kindheit, Verlauf der Schulzeit und beruflicher Werdegang, Jugendzeit, Freundschaften, sexuelle Entwicklung und Partnerschaft, körperliche und seelische Gesundheit, Suizidversuche, Alkohol- bzw. Drogenerfahrung, kriminelle Entwicklung und erfolgte Sanktionen, Einschätzung der Entstehungsbedingungen des Tötungsdelikts durch den Delinquenten und Beurteilung der Rückfallgefahr. Bei Personen mit mehrfachen Tötungsdelikten bezogen wir in unser Gespräch auch die Zeitspanne zwischen Haftentlassung und Rückfall mit ein. Im Vordergrund stand dabei die Analyse der sozialen Bedingungen (z. B. finanzielle Lage, berufliche Situation, freundschaftliche und partnerschaftliche Kontakte) und ihre Auswirkungen auf die Rückfalltat.

In den Beispielen berichten wir zunächst wesentliche Informationen aus dem Lebenslauf des Delinquenten und beschreiben die Entwicklung bis zum Tötungsdelikt. Anschließend versuchen wir, eine psychodynamische Erklärung für die Entstehung der Tötungshandlung zu geben. Unter Psychodynamik verstehen wir eine Form der Betrachtung menschlichen Verhaltens, in der die seelischen Phänomene dynamisch als Ergebnis von gegensätzlichen Kräften verstanden werden. Die Psychodynamik beachtet die Bewegungen dieser Kräfte und beleuchtet Entwicklungen und Widerstände, Fortschritte und Regression (Schorsch u. Becker 1977).

Im Anschluß an die psychodynamische Erklärung des Tötungsdelikts stellen wir prognostische Überlegungen an. Möglicherweise findet der Leser unsere Schlußfolgerungen im Hinblick auf die Prognose der Täter an dieser Stelle noch nicht einleuchtend, da wir die Prognosekriterien detailliert erst unter 4.4 abhandeln. Trotzdem hielten wir es für sinnvoll, bereits an diese ersten Falldarstellungen Prognoseeinschätzungen anzufügen, damit sich der Leser anhand von 3 konkreten Beispielen schon jetzt in die Ableitung unterschiedlicher Prognosen hineindenken kann.

Frau K. in *Beispiel 1* und Frau W. in *Beispiel 2* stufen wir als prognostisch günstig, Frau S. in *Beispiel 3* als prognostisch ungünstig im Hinblick auf weitere schwere Aggressionsdelikte ein.

Beispiel 1: Frau K. tötet ihren Ehemann nach jahrelangem Familienkonflikt

Frau K., 38 Jahre alt, ist eine stille, eher zurückhaltende Frau. Mit 18 Jahren heiratet sie einen Schlosser, bekommt 2 Kinder, aber bereits 2 Jahre später stirbt ihr Mann an einer Alkoholvergiftung. Daß der Tod ihres Mannes sie sehr hilflos, einsam und anlehnungsbedürftig zurückgelassen hat, kann man daraus ersehen, daß sie kurze Zeit später eine Beziehung zu dem 6 Jahre älteren Herrn K. eingeht, der im selben Haus wohnt, verheiratet und Vater von 6 Kindern ist. Er läßt sich 3 Jahre später scheiden und heiratet die neue Freundin. Doch nun zeigt sich der Mann, der bis dahin „liebevoll und nett" war, ganz anders. Er wird hochgradig eifersüchtig, rechthaberisch, aggressiv und brutal. Er schlägt seine Frau häufig, verlangt von ihr täglich, manchmal auch öfter bedingungslose geschlechtliche Hingabe. Die körperlichen und seelischen Empfindungen seiner Frau interessieren ihn nicht. Sie fügt sich, da sie neue Gewalttätigkeiten fürchtet. Ein Jahr nach der Eheschließung beginnt Herr K. in zunehmendem Maße Alkohol zu trinken. Die finanziellen Schwierigkeiten der Familie verschärfen sich. Doch vor allem wird Herrn K.'s Abneigung gegenüber den Kindern seiner Frau aus 1. Ehe immer stärker. Die Tochter züchtigt er nur mit Worten, den Sohn schikaniert er seelisch und mißhandelt ihn auch körperlich. Der Sohn beginnt, Verhaltensauffälligkeiten zu zeigen, was die Wutausbrüche und Prügelaktionen daheim nur steigert. Frau K. unternimmt einen Selbstmordversuch mit Schlaftabletten, aber ihr Mann findet sie, und die Probleme gehen weiter. Von 1981 an wird die Situation noch schwieriger, da Frau K.s Vater nach dem Tode seiner Frau in ihre Familie aufgenommen werden muß. Der Vater leidet unter Asthma, und seine lauten Atemgeräusche bringen Herrn K. oft in Wut. Nach einer dieser unerträglichen Spannungssituationen, nach der ihr Mann sie wie so oft vergewaltigt hat, liegt Frau K. schlaflos im Bett und grübelt, wie es weitergehen soll. Eine Trennung erscheint ihr unmöglich, da ihr Mann ihr häufiger seine Rache angedroht hat. Außerdem weiß sie nicht, was aus ihrem kranken Vater werden soll, wenn sie fortgeht. Aber auch den gegenwärtigen Zustand vermag sie nicht mehr zu ertragen. Sie steht auf, greift nach einem Hammer, der nach handwerklichen Arbeiten im Schlafzimmer noch nicht weggeräumt ist, und schlägt mehrmals auf den Kopf ihres schlafenden Mannes ein. Sie geht nach oben, weckt ihren Vater und sagt ihm, daß sie ihren Mann getötet hat. Eine Mieterin benachrichtigt auf ihre Bitte hin die Polizei.

Das Gericht verurteilt Frau K. zunächst wegen Mordes zu 6 Jahren Freiheitsstrafe. Der BGH hebt dieses Urteil auf. Die „Spontaneität des Tatentschlusses" könne „im Zusammenhang mit der Vorgeschichte und dem psychischen Zustand der Täterin ein Beweisanzeichen dafür sein, daß ihr das Ausnutzungsbewußtsein fehle". In ihrer 2. Hauptverhandlung wird Frau K. wegen Totschlags zu einer zur Bewährung ausgesetzten Freiheitsstrafe von 2 Jahren verurteilt. (Die Darstellung dieses Falles wurde z. T. von Manz aus Der Spiegel 23, 1985, übernommen.)

Psychodynamische Erklärung
Typisch an diesem Tötungsdelikt der Frau K. ist seine Funktion als „Problemlösung" für einen unerträglich gewordenen, 10 Jahr lang andauernden Ehekonflikt. Frau K., die in ihrem Leben weder Selbständigkeit noch Durchsetzungsvermögen gelernt hat, gerät in eine Serie von existentiellen Schwierigkeiten. Je stärker sie emotional in die Enge getrieben wird, desto mehr versperrt sich ihr die Möglichkeit eines rational überlegten Auswegs aus der verfahrenen Situation. Nachdem ein Selbstmordversuch mißlungen ist, entladen sich in einer Verzweiflungstat die durch endlose Frustration aufgestauten Aggressionen gegen deren Verursacher, ihren Ehemann. Eine letzte dramatische Auslösesituation bringt Frau K. an die Grenze dessen, was sie ertragen kann.

Prognose
Das Tötungsdelikt der Frau K. ist nur auf dem Hintergrund der Kumulation familiärer Belastungen zu begreifen. Da eine Wiederholung dieser Situation nahezu ausgeschlossen ist, halten wir Frau K. nicht für rückfallgefährdet. Allerdings könnte ein intensives Durcharbeiten der vorangegangenen familiären Krise und das kritische Reflektieren ihren Verhaltens Frau K. helfen, in erneut sich anbahnenden Konflikten adäquate Lösungen zu finden.

Das in *Beispiel 1* und *Beispiel 2* dargestellte Muster läßt sich bei vielen der von uns analysierten Tötungsdelikte von Frauen wiederfinden. Meist sind die eigenen Kinder oder die Ehepartner Opfer der Aggressionshandlung, welche als „Ausweg" aus einer extrem belastenden Konfliktsituation angesehen werden muß.

Beispiel 2: Frau W. tötet ihren Sohn aufgrund psychischer Überlastung

Frau W., jetzt 34 Jahre alt, wächst in einfachen, aber äußerlich geordneten familiären Verhältnissen mit 3 älteren Brüdern auf, zu denen sie in der Kindheit eine gute Beziehung hat. Die Brüder helfen ihr, wenn sie sich gegenüber Spielkameraden nicht durchsetzen kann. Die Eltern sind beide Arbeiter. Die Tochter hat zum Vater ein herzlicheres Verhältnis als zur Mutter, von der sie häufiger geschlagen wird, insbesondere dann, wenn sie sich nicht ihren Erwartungen entsprechend verhält. Als sie der Mutter einmal Geld stiehlt, wird sie mit einem Gummikabel so stark mißhandelt, daß es der Erzieherin im Hort auffällt. Sie spricht die Mutter daraufhin an. Diese erschrickt selbst über ihre grobe Tat. Sowohl den Kindern als auch dem Mann gegenüber lehnt die Mutter den Austausch von Zärtlichkeiten ab. Im Haushalt muß Frau W. schon als Kind viel helfen, während die Brüder offenbar kaum häusliche Pflichten erfüllen.

Wegen schlechter Schulleistungen wechselt sie ab der 5. Klasse in die Sonderschule über. Freundschaften entstehen nur selten und werden durch den Schulwechsel zusätzlich erschwert. Auch zu den Nachbarn entwickelt sich nur ein lockerer Kontakt. An Schule und Hort erinnert sich Frau W. heute ungern.

Nach dem Abschluß der Sonderschule beginnt sie ihrem Wunsch entsprechend eine Lehre als Näherin. Als sie im Akkord arbeiten muß, bricht sie die Lehre ab, weil sie sich überfordert fühlt. Eine anschließende Buchbinderlehre muß sie wegen einer Allergie gegen bestimmte chemische Stoffe aufgeben. Sie wird Verkäuferin und übernimmt bald eine verantwortungsvolle Tätigkeit in einer Kaufhausabteilung. Mit 19 Jahren verliebt sie sich in einen jungen Mann, und nach kurzer Zeit wird sie von ihm schwanger. Ihr zukünftiger Ehemann fordert sie auf, zu Hause kein Geld mehr abzugeben, daraufhin überwirft sie sich mit ihren Eltern. Auf Drängen der zukünftigen Schwiegereltern zieht sie in deren Wohnung, obwohl sie sich wegen der beengten Wohnverhältnisse dort innerlich dagegen sträubt. Sie heiratet den um 1 Jahr jüngeren Freund, der sich noch in einer Lehre befindet. Drei Monate später wird ihr Sohn geboren.

Die folgenden Begebenheiten machen deutlich, daß Frau W. fast nie selbst entscheidet, sondern sich meist den Wünschen anderer fügt. Weil ihr Mann es nicht richtig findet, daß sie als Mutter weiter arbeitet, gibt sie ihre Arbeitsstelle auf. Sie nimmt aber bald eine neue Tätigkeit an, denn die Schwiegereltern bedrängen sie, arbeiten zu gehen. Ihren Lohn überläßt sie der Schwiegermutter, weil diese das verlangt. Die Schwiegereltern werfen das junge Paar mitsamt dem Kind aus der Wohnung, da Frau W. ihr Geld nicht mehr abgeben will. Als nach einem Autounfall ihre Krankmeldung beim Arbeitgeber nicht ankommt, wird ihr fristlos gekündigt, wogegen sie nicht protestiert.

Ihr Ehemann, der inzwischen zur Bundeswehr eingezogen ist, verprügelt sie, da sie wieder Kontakt zu ihren Eltern aufgenommen hat. Er zwingt sie, die Wohnung zu verlassen und das Kind der Schwiegermutter zu bringen. Erst nach einem halben Jahr kann sie das Kind wiedersehen. Die Ehe wird geschieden, aber sie versöhnt sich wieder mit ihrem Mann und zieht zu ihm zurück, d. h. sie wohnen wieder bei den Schwiegereltern. Die Gesamtsituation verbessert sich jedoch nicht. Ständiger Streit mit der Schwiegermutter, Vorwürfe von dieser, sie vernachlässige ihr Kind und den Haushalt, zermürben sie. Weil sie wiederum nicht bereit ist, der Schwiegermutter Geld zu geben, wird sie ein 2. Mal aus dem Haus gewiesen. Sie zieht mit Mann und Kind in eine fast unmöblierte Wohnung in der Nachbarschaft ein. Das Geld reicht nicht mehr für Essen, Kleidung und die Wohnung, zudem müssen noch Schulden bezahlt werden. Die Schwierigkeiten werden größer, sowohl sie als auch ihr Sohn leiden an Unterernährung, weil Frau W. aus Geldmangel kaum mehr Nahrungsmittel kauft. Ihr Mann, der eigentlich in der Bundeswehrkaserne versorgt wird, verprügelt sie häufig, da es kein Fleisch zum Abendessen gibt. Die Situation spitzt sich so zu, daß sie die Belastungen nicht mehr erträgt und ihr 1½jähriges Kind erwürgt.

Zusammenfassung

Wie das passiert ist, kann sie sich auch heute, 12 Jahre nach der Tat, noch nicht erklären. Sie weiß zwar, daß der Sohn den ganzen Tag über geweint und gequengelt hat, weil er Zähne bekam und Hunger hatte. „Er hat mich genervt, obwohl ich ihn gern mochte. Aber wie und warum ich ihn umgebracht habe, weiß ich nicht." Sie hatte auch niemanden, mit dem sie über ihre Schwierigkeiten hätte sprechen können.

Das Gericht verurteilt Frau W. wegen Mordes zu einer lebenslangen Freiheitsstrafe.

In der Justizvollzugsanstalt lernt sie ihren 2. Mann kennen, mit dem sie seit 5 Jahren verheiratet ist und dessen Haftentlassung bald bevorsteht.

Psychodynamische Erklärung

Frau W. wird mit 19 Jahren schwanger und heiratet zu einem Zeitpunkt, zu dem sie noch völlig unselbständig ist. Aus einer dominanten Mutterbeziehung, in der sie keine Eigenständigkeit entwickeln konnte, wechselt sie in eine noch stärker von der Schwiegermutter dominierte Beziehung. Der Ehepartner bietet keinerlei Stütze, er überfordert und quält sie. Sowohl die psychischen als auch die sozialen Probleme werden größer. Die bisher verdrängten Aggressionen, die sie bei erwachsenen, ihr überlegenen Bezugspersonen nicht ausagieren kann, und die durch die zahlreichen Demütigungen immer stärker werden, kommen gegenüber dem Kind zum Ausbruch. Das Kind, dem sie unbewußt die Mitschuld für ihre Misere gibt, erfährt das, was sie ihren eigentlichen Peinigern zufügen möchte. In einem einmaligen Aggressionsausbruch, in dem sie die Kontrolle verliert, tötet sie das Kind. Der Zusammenbruch der Tötungshemmung wird möglicherweise auch dadurch begünstigt, daß Frau W. unterbewußt dem Kind die Qualen ersparen möchte, die sie selbst erleidet. Dieser Gedanke klingt im Gespräch über die Tatentstehung mit an.

Prognose

Bei Frau W. sind aus unserer Sicht Entwicklungsfortschritte zu erkennen. Sie ist heute, etwa 12 Jahre nach der Tat, aufgeschlossener und selbständiger. Sie hat klare Perspektiven eigenständigen Handelns, die sie im eingeschränkten Rahmen der Haftsituation umzusetzen versucht. Seit über einem Jahr erhält sie Hafturlaub, der jedesmal ohne Probleme verlaufen ist. Sie hat wieder Kontakt zu ihrer Mutter aufgenommen, und auch mit der neuen Schwiegermutter versteht sie sich gut. Die positiven Aspekte der Beziehung zu ihrem jetzigen Mann, der ebenfalls eine Strafe verbüßt, sieht sie recht klar. Sie sagt von ihm, daß er ihr viel dabei geholfen habe, ihr Selbstbewußtsein zu entwickeln. Sie paßt sich jedoch seinen Vorstellungen nicht bedingungslos an, sondern vermag sich von ihm abzugrenzen: Sie möchte z. B. im Gegensatz zu ihm keine gemeinsamen Kinder, zum einen, weil sie sich mit 34 Jahren dazu nicht mehr jung genug fühlt, zum anderen auch, weil sie ihre Straftat noch nicht ausreichend verarbeitet hat. Sie erwartet, daß sich ihr Mann nach seiner Entlassung, die bald bevorsteht, straffrei verhält. Sollte dies nicht eintreten, ist sie entschlossen, allein zu leben. Darüber hinaus äußert sie, daß sie in kritischen Situationen in Zukunft in einer Beratungsstelle Hilfe erhalten könne.

In der Justizvollzugsanstalt, in der sie ihren Hauptschulabschluß nachgeholt hat, arbeitet sie verläßlich und regelmäßig in der Druckerei. Intensivere Kontakte zu anderen inhaftierten Frauen geht sie eher aus dem Weg, da sie fürchtet, von ihnen ausgenutzt zu werden, wie sie es einige Male erfahren hat. Sie hofft auf ihre Entlassung in etwa 3 Jahren. Im nächsten Jahr wird sie voraussichtlich in den offenen Vollzug verlegt.

Für die Zeit nach der Entlassung halten wir den Kontakt mit einem Bewährungshelfer, der Frau W. in schwer lösbaren Konfliktsituationen berät, für notwendig. Mit dieser Hilfe oder durch die Unterstützung einer Frauengruppe könnten sich das Selbstwertgefühl und die Eigenständigkeit bei Frau W. weiter stabilisieren, so daß sich eine ähnliche psychische Überlastung wie zur Zeit der Tat mit hoher Wahrscheinlichkeit nicht mehr ergeben wird.

Das folgende Beispiel soll verdeutlichen, daß Frauen nicht immer aus einer familiären Beeinträchtigungssituation heraus töten, sondern daß die Ursache des Tötungsdelikts auch in einer tiefgreifenden Persönlichkeitsstörung liegen kann.

Beispiel 3: Frau S. verletzt bzw. tötet 2 Freunde aufgrund ihrer schweren Beziehungsstörung zu Männern

Frau S., 25 Jahre alt, ist ledig, ohne Schulabschluß und berufslos. Sie hat einen älteren Bruder und 2 jüngere Stiefbrüder. Ihre Mutter ließ sich von ihrem Ehemann, der häufig Gefängnisstrafen verbüßte, scheiden, als die Tochter 5 Jahre alt war, und heiratete 2 Jahre später erneut. Zwischen 9 und 14 Jahren wächst Frau S. mit ihrer Familie im außereuropäischen Ausland auf. Sie empfindet diese Zeit als ihre schönsten Jahre. Bei der Rückkehr in die BRD gelingt ihr die Integration nicht mehr. Der Wechsel von dem klar strukturierten in ein eher offenes Leben schockiert sie, ihr fehlen Orientierungshilfen. Sie gerät in Cliquen, kommt für 2½ Jahre in Fürsorgeerziehung, da sie von zu Hause fortläuft und die Mutter nicht mehr mit ihr fertig wird. Nach der Heimentlassung wohnt sie mit einem Freund zusammen; wegen Streitigkeiten mit ihm ist sie jedoch häufig ohne feste Bleibe. Zunehmender Alkoholkonsum verschlimmert die Situation. Mehrere Suizidversuche kennzeichnen ihre psychische Verfassung.

Auch ihre sexuelle Entwicklung verläuft problematisch. Im Alter von 6 Jahren wird sie von ihrem Großvater sexuell mißbraucht. Dies geschieht wiederholt bis sie mit 9 Jahren von Deutschland wegzieht. „So, wie ich das heute überblicke, wurde ich da in sowas reingedrängt. Ich habe das mit mir machen lassen und habe mir gedacht, das wird dann wohl richtig sein." Während ihres Auslandsaufenthalts hat sie schon früh sexuelle Kontakte mit zahlreichen zumeist älteren Männern, die sie einerseits reizen, andererseits ängstigen. Die 1. länger andauernde Beziehung nimmt sie im Alter von 18 Jahren zu einem jungen Mann auf, mit dem sie 2½ Jahre zusammen wohnt. Ihr Freund kommt häufig nachts nicht nach Hause, sie sucht ihn in Gaststätten. Beide trinken viel und nehmen auch Drogen. Sie streiten sich häufig, und ihre Wut auf ihn steigert sich. In einer dieser Streitereien will sie ihren Freund und sich selbst umbringen. Sie stößt ihm ein Fahrtenmesser in den Rücken. Wegen schwerer Körperverletzung wird Frau S. zu einer Jugendstrafe von 3 Jahren, zur Bewährung ausgesetzt, verurteilt.

Nach der Entlassung des Freundes aus dem Krankenhaus zerbricht die Beziehung, da beide unfähig sind, über das Geschehene zu sprechen.

Frau S. arbeitet nach der Trennung nur kurze Zeit, sie lebt von Verkäufen aus Diebesgut. Später zieht sie für 1 Jahr zu einer Familie auf einen Bauernhof, versorgt dort den

Haushalt und arbeitet zwischendurch auf dem Bau. Sie hat Beziehungen zu verschiedenen Männern, auch zum Hausherrn, der gleichzeitig ihr Karatelehrer ist. Es kommt zu Streitigkeiten mit ihm, da sie sich in seine Familienangelegenheiten einmischt, u. a. nicht ertragen kann, daß er seine Ehefrau schlägt. Bei einer dieser Auseinandersetzungen schlägt sie ihn zusammen. „Ich kriege selten etwas ab, ich laß mich grundsätzlich von keinem Mann schlagen."

Frau S. zieht zu M., einem Spanier, allerdings nur für einen Monat, „weil er mich am liebsten in Ketten gelegt hätte, weil er einfach nicht verstehen konnte, daß ich meinen eigenen Weg gehe. Er dachte, weil ich bei ihm gepennt habe, bin ich jetzt seine Frau oder sowas."

Nach häufigem Wohnungswechsel ist Frau S. wohnungslos und zieht erneut zu M., der auch in der Zwischenzeit immer wieder versucht hat, Kontakt mit ihr aufzunehmen. Schon nach kurzer Zeit fühlt sie sich von neuem eingeengt und überwacht. Sie verweigert sich ihm und verläßt so häufig wie möglich das Haus. Das Verhältnis ist äußerst gespannt. Als sie eines abends angetrunken nach Hause kommt, wühlt er in ihren Sachen herum, wirft ihr wieder einmal vor, sie gehe auf den Strich, fragt sie nach der früheren Straftat aus und provoziert sie dadurch. Während des Streits reicht M. ihr ein Messer mit den Worten: „Stich zu und mach mich kaputt!" Sie sticht einmal zu – M. ist tot. Nach 3 Stunden verständigt Frau S. die Polizei.

Das Gericht verurteilt sie wegen Mordes zu einer lebenslangen Freiheitsstrafe.

Psychodynamische Erklärung

Auffallend ist eine früh beginnende Entwurzelung, zu der die Gefängnisaufenthalte des Vaters, die Scheidung der Eltern und der lange Auslandsaufenthalt beigetragen haben. Die sexuelle Entwicklung wird sehr früh mit der dramatischen Erfahrung, vom eigenen Großvater sexuell mißbraucht zu werden, belastet. Erste Erlebnisse des Ausgeliefertseins verfestigen sich, da während eines längeren Zeitraums verschiedene Männer über sie verfügen. Gleichzeitig entwickelt sich auch eine Ambivalenz zwischen dem Reiz, schon frühzeitig von Männern begehrt zu werden und der Angst, nicht selbst entscheiden zu können, sondern benutzt zu werden. Die Entwicklung eines stabilen Selbstwertgefühls gelingt ihr ebenso wenig wie die Übernahme ihrer Geschlechterrollenidentität. Dagegen entwickelt sie immer stärker die Tendenz, männliche Verhaltensmuster zu übernehmen: sie schlägt sich mit Männern, sie lernt Karate, sie arbeitet auf dem Bau, sie entscheidet unabhängig von den Wünschen ihrer Partner, mit wem sie schläft, bei wem sie wohnt und wann sie einen Partner verläßt. Sie zahlt Männern heim, was sie früher durch sie erlitten hat. Sie identifiziert sich mit der Rolle des Aggressors (A. Freud 1936).

Wenn ihr Lebensthema, die Abhängigkeit von einem Mann, wiedererlebt wird, kann es zu aggressiven Durchbrüchen kommen, die sie nicht mehr zu steuern in der Lage ist („Ich war blind vor Wut."). In ihrer Sozialisation hat Frau S. überwiegend gelernt, Probleme mit Hilfe körperlicher Auseinandersetzungen zu lösen. Die körperliche Stärke ist offenbar der einzige Bereich, in dem sie unangefochten überlegen ist. Damit kompensiert sie die ihr zugefügten Verletzungen, sowohl die frühkindlichen als auch die aktuellen. Die geschilderten schweren Aggressionsdelikte werden erst auf diesem Hintergrund verständlich.

Prognose

Im Hinblick auf neue mögliche Aggressionshandlungen schätzen wir Frau S. prognostisch eher ungünstig ein. Hier stehen die Gewaltdelikte weniger mit situativen Ausnahmebedingungen in Zusammenhang, sondern lassen sich als Symptom einer schweren Persönlichkeitsstörung erklären. Aufgrund gravierender traumatischer Kindheitserlebnisse entwickelten sich bei Frau S. tiefgreifende Beziehungsstörungen, die sich u. a. in einer Verachtung der Männer und Wut auf diese äußern. Um von Männern nicht abhängig zu sein, strebt sie ein ausgesprochen „männliches Verhalten" an. Ihre unverarbeitete Wut auf Männer und die Neigung, Konflikte mit Hilfe körperlicher Aggressionen zu lösen, könnten auch in Zukunft in entsprechenden Situationen zu einem ungesteuerten Aggressionsdurchbruch führen.

In einem therapeutischen Prozeß müßten diese abgespaltenen Haß- und Verachtungsgefühle gegenüber Männern bewußt gemacht werden, um Frau S. eine Steuerung ihres Verhaltens zu ermöglichen und dadurch das Risiko „zwischenmenschlicher Unfälle" zu verringern.

Auf die Frage der Sozialprognose im Zusammenhang mit schweren Persönlichkeitsstörungen der Täter gehen wir später noch näher ein (s. 4.4).

4.3 Quantitative und qualitative Veränderungen von Tötungsdelikten (Vergleich der Jahrgänge 1969 und 1981)

Um den Verlauf der Entwicklung der Tötungskriminalität zu analysieren, müßte man wesentliche Merkmale vieler aufeinanderfolgender Jahrgänge erfassen. Nur so kann man vermeiden, daß zufällige Schwankungen interpretiert werden. Zur Gewinnung von Hypothesen für detailliertere Untersuchungen darüber, ob sich bestimmte Merkmale der Tötungskriminalität im Laufe der letzten Jahre geändert haben, erschien es uns sinnvoll, die beiden am weitesten auseinanderliegenden Jahrgänge des uns zur Verfügung stehenden Materials hinsichtlich der in unserer Gesamtanalyse systematisch registrierten Merkmale miteinander zu vergleichen. Unserem Vergleich liegen 340 wegen Mordes bzw. Totschlags verurteilte Personen aus dem Jahre 1969 und 410 Personen aus dem Jahre 1981 zugrunde. Wir weisen noch einmal darauf hin, daß Ausländer und Personen, bei denen nur eine Maßregel angeordnet war, in unserem Untersuchunsmaterial nicht enthalten sind.

4.3.1 Anzahl der Tötungsdelikte

Zunächst einmal fällt auf, daß die absolute Zahl der Tötungsdelikte von 1969 bis 1981 signifikant angestiegen ist (Abb. 1).

Dieser Befund läßt sich allerdings nur schwer interpretieren, da es sich bei der Zahl der Tötungsdelikte pro Jahr jeweils um sehr kleine prozentuale Anteile

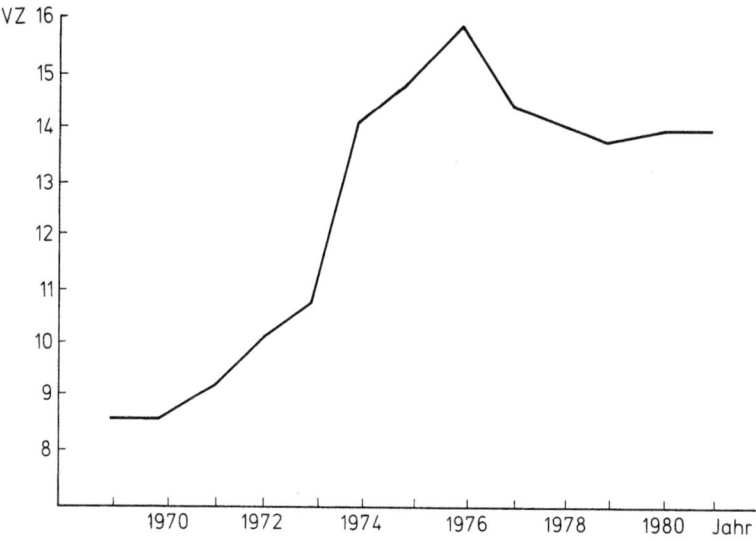

Abb. 1. Tötungsdelikte 1969–1981 (**VZ** Verurteiltenziffer = Zahl der Verurteilungen auf je 1 Million strafmündiger Personen)

der Bevölkerung handelt, und da sich innerhalb der letzten 12 Jahre deutliche Schwankungen in der Höhe der Zahlen finden (s. Tabelle 1 und Abb. 1). Eigentlich müßte man sämtliche demografischen Bewegungen in der Bevölkerung berücksichtigen (z. B. zahlenmäßige Veränderungen innerhalb bestimmter Altersgruppen), wollte man den Anstieg der Zahl der Tötungsdelikte verläßlich deuten. Wir können der von uns durchgeführten Untersuchung nur entnehmen, daß es 1981 gegenüber 1969 signifikant mehr Jugendliche und Heranwachsende (14–20 Jahre) unter den Personen mit Tötungshandlungen gab und signifikant mehr Täter in der 2. Lebenshälfte (älter als 42 Jahre). Die Zunahme in der erstgenannten Altersgruppe könnte man möglicherweise dadurch erklären, daß in der Bevölkerung insgesamt etwa 1 Mio. mehr Personen dieser Gruppe im Jahre 1981 vertreten waren, aber das Ausmaß des Anstiegs der Deliktzahlen kann allein durch die Zunahme der 14- bis 20-jährigen nicht erklärt werden. (Die Zunahme der Tötungsdelikte beträgt in absoluten Zahlen von 1969 bis 1981 277 Fälle; ein Anstieg der 14- bis 20jährigen um 1 Mio. würde laut Verurteiltenziffer eine Erhöhung um 14 Tötungsdelikte in dieser Gruppe bedeuten.) Ebensowenig läßt sich der Anstieg der Tötungshandlungen in der 2. Lebenshälfte allein durch demografische Veränderungen erklären. Man wird dieser Frage weiter nachgehen müssen.

Ein interessanter Beitrag zum Thema „Entwicklung der Tötungsdelikte" findet sich in einem Aufsatz von Kerner (1985). Er hat den Versuch unternommen, die Kriminalstatistik in der BRD von 1963 bis 1984 sozusagen „quer" zu den juristisch-kriminologischen Kategorien zu lesen. Ohne Rücksicht auf die Klassifikation hat er alle „Fälle mit Toten" aufaddiert (vollendeter Mord und Totschlag

Körperverletzung mit Todesfolge, fahrlässige Tötung und Kindestötung). Während die Kurven für die Einzeldelikte sich auseinanderentwickeln, ist die Gesamtkurve der kriminellen Tötungsdelikte während der vergangenen 21 Jahre praktisch stabil geblieben. So gesehen gilt, daß die Tötungskriminalität entgegen der allgemeinen Annahme nicht steigt. Man muß allerdings berücksichtigen, daß Analogrechnungen für die versuchten Mord- und Totschlagsdelikte nicht möglich sind, und daß bei der übrigen Gewaltkriminalität zum Teil ganz erhebliche Steigerungsraten verbleiben.

Von einer relativen Konstanz der Anzahl von Tötungsdelikten in der Bevölkerung geht auch Quetelet (1838) aus. Die Quetelet-Resignationstheorie vom „budget criminel" besagt, daß die Zahl von Delikten pro Jahr innerhalb einer Population gleichbleibt. Für die Bearbeitung krimineller Handlungen stellt der Staat jährlich einen finanziellen Betrag etwa gleicher Höhe zur Verfügung, woraus man schließen kann, daß entweder die Anzahl der Delikte ziemlich stabil ist oder daß sie abhängt von den Finanzmitteln, die zur Verfolgung krimineller Delikte bereitstehen.

4.3.2 Anteil der Frauen

Der Anteil der Frauen unter den Personen mit Tötungsdelikten liegt 1981 signifikant niedriger als 1969 (1969: 14,5 %, 1981: 8,2 %). Um zu überprüfen, ob es sich hierbei um einen stetigen Trend im Verlauf der dazwischenliegenden 12 Jahre handelt, verglichen wir die prozentualen Anteile der Frauen von der Gesamtzahl

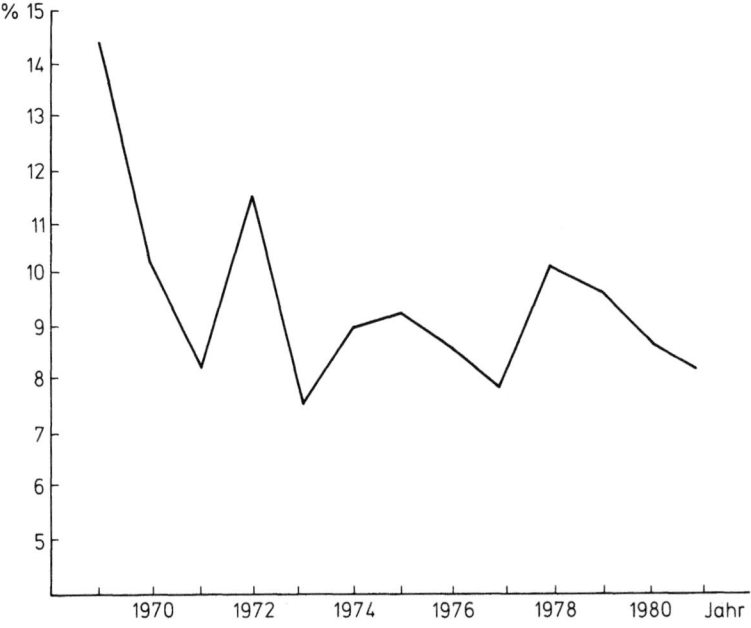

Abb. 2. Prozentualer Anteil von Frauen an der Tötungskriminalität von 1969 bis 1981

der Tötungsdeliquenten in all diesen Jahrgängen mit dem Ergebnis, daß man die Abnahme wohl eher als Zufallsschwankung betrachten muß, denn bereits 1971, 1973, 1976 und 1977 war der Anteil der Frauen ähnlich niedrig wie 1981 (Abb. 2).

4.3.3 Anzahl vorbestrafter Täter und Täterinnen

1981 finden sich unter den Personen mit Tötungsdelikten signifikant mehr Vorbestrafte, insbesondere deutlich mehr wegen Körperverletzungsdelikten vorbestrafte Personen. Da insgesamt die Zahl der Vorbestraften in der BRD in den Jahren 1969-1981 zugenommen hat (1969: 618 000 Personen, 1981: 747 000 Personen, grob gerechnet), erscheint uns dieser Befund nicht spezifisch für Personen mit Tötungsdelikten. Ebenso verhält es sich mit dem Delikt Körperverletzung. Auch hier weist die Kriminalstatistik einen deutlichen Anstieg von 1969-1981 auf, so daß wir uns auch in diesem Fall mit einer spezifischen Interpretation zurückhalten (gefährliche und schwere Körperverletzung 1969: 35 000 Fälle, 1981: 68 000 Fälle).

4.3.4 Soziale Vorgeschichte der Täter und Täterinnen

Die soziale Vorgeschichte der Täter, d. h. ihre kindliche Entwicklung, wird 1981 sehr viel häufiger als 1969 als „extrem ungünstig" eingestuft. Dieses Ergebnis könnte darauf zurückzuführen sein, daß tatsächlich die sozialen Bedingungen für die Gruppe der 1981 Verurteilten ungünstiger geworden sind, es könnte jedoch auch mit einer sorgfältigeren Erfassung der frühkindlichen Entwicklung der Täter durch die Gerichte zusammenhängen oder auch mit beiden Faktoren. Vermutlich führt eine genauere Analyse der sozialen Bedingungen eines Täters seltener zu der Einschätzung „unauffällige soziale Vorgeschichte".

4.3.5 Alkohol- bzw. Drogeneinfluß zur Tatzeit

Während 1969 bereits 34 % der Täter während des Tötungsdelikts unter Alkohol- bzw. Drogeneinfluß standen, betrug dieser Anteil im Jahre 1981 sogar 60 %. Dieser Anstieg ist statistisch hoch signifikant und stimmt mit der Tatsache der allgemeinen Zunahme v. a. des Alkoholmißbrauchs in den letzten Jahren überein.

Nach einer umfassenden Berliner Statistik über Mord- und Totschlagsdelikte im Zeitraum von 10 Jahren (1967-1976) waren 54 % aller Täter durch Alkoholabusus aufgefallen (Becker u. Groß 1980).

4.3.6 Täter-Opfer-Beziehung

Eine Verschiebung in der Art der Täter-Opfer-Beziehung zeigt sich 1981 in der Weise, daß sehr signifikant häufiger Personen aus dem Bekanntenkreis getötet werden als Familienangehörige. Dies könnte zum einen darauf zurückgeführt werden, daß sich die Familienstruktur in Deutschland in den letzten Jahren in

Richtung auf eine stärkere Auflockerung bis hin zum Zerfall familiärer Bindungen gewandelt hat, so daß auch innerfamiliäre Konflikte seltener entstehen und seltener gewaltsam ausgetragen werden. Zum anderen mag dieser Befund im Zusammenhang damit stehen, daß 1981 deutlich mehr Tötungsdelikte unter Alkoholeinfluß begangen werden als 1969, d. h. mehr tödlich bzw. fast tödlich ausgehende Konflikte spielen sich im Kneipenmilieu zwischen oberflächlich Bekannten ab.

Was das Lebensalter der Opfer betrifft, so finden sich 1981 erheblich weniger Kinder bis zu 14 Jahren unter den Getöteten ($p < 0,01$). Eine mögliche Interpretation hierfür wäre, daß es 1981 für sozial und psychisch überlastete Mütter leichter war, die Geburt eines weiteren Kindes durch empfängnisverhütende Mittel oder durch eine Abtreibung zu verhindern. Kinder unter 14 Jahren werden nämlich zum größten Teil von ihren Müttern in psychisch ausweglosen Situationen getötet (s. S. 21 ff.).

Man könnte auch vermuten, daß 1981 unter dem Einfluß der Frauenbewegung mehr Hilfsmöglichkeiten auch für unterprivilegierte Frauen angeboten wurden. Vielleicht haben einige Frauen, die sich finanziell und psychisch in einer extrem schwierigen Lage befanden, solche Beratungsangebote 1981 eher aufgegriffen, als dies noch 1969 der Fall war. Es wäre lohnend, insbesondere unter sozialprognostischen Gesichtspunkten, dieser Frage näher nachzugehen.

Eine Zunahme der Opfer zeigt sich demgegenüber in der Altersklasse der Personen über 60 Jahre. Vielleicht läßt sich dieser Befund mit der Tatsache in Verbindung bringen, daß 1981 auch mehr rational geplante Tötungsdelikte (gemäß klinisch-psychologischer Motivationsanalyse) begangen wurden als 1969. Bei diesen rational geplanten Taten handelte es sich zumeist um Gewinn- und Bereicherungsdelikte, bei denen Rentner oder Rentnerinnen die Opfer waren. Während noch 1969 nur 1 % der Tötungsdelikte eindeutig der materiellen Bereicherung des Täters dienten, wurden 1981 7 % der Tötungsdelikte zu diesem Zweck verübt. Die Bedeutung dieses prozentualen Unterschieds relativiert sich jedoch dadurch, daß aus den Urteilen von 1969 erheblich mehr Fälle als 1981 hinsichtlich der Tatmotivation nicht aufklärbar waren. Ob es sich bei der Zunahme der Bereicherungstaten um einen zufälligen Unterschied zwischen den Jahrgängen 1969 und 1981 handelt, oder ob diesem Befund ein steter Trend in den dazwischenliegenden Jahren zugrunde liegt, müßte in einer weiteren Untersuchung geprüft werden.

Zum Thema Täter-Opfer-Beziehung sei als letzter Unterschied zwischen den Jahrgängen 1969 und 1981 erwähnt, daß 1981 bei den Tötungsdelikten signifikant mehr Gruppentaten zu verzeichnen sind (1969: 4 %, 1981: 14 %).

Als Erklärung hierfür nehmen wir an, daß sich in den Zeiten vermehrter Arbeitslosigkeit (1981 sind signifikant mehr Täter arbeitslos) häufiger Gruppen zusammenfinden, die miteinander Alkohol konsumieren, und in denen aus der inneren Unzufriedenheit heraus, verstärkt durch die Alkoholenthemmung und durch die Gruppendynamik, Aggressionen gegenüber einem Opfer eskalieren.

Hierfür lassen sich in dem von uns analysierten Material mehrere Beispiele finden.

Beispiel 4: Der Jugendliche H.-D. tötet in alkoholisiertem Zustand unter Gruppendruck eine alte Frau

H.-D. stammt aus einer Familie mit 9 Kindern. Der Vater ist wegen seines jahrelangen Alkoholmißbrauchs Frührentner, die Mutter arbeitet zeitweise beim Bauern auf dem Feld. Die Familie lebt im „Asozialenmilieu". Nach dem Sonderschulabschluß arbeitet H.-D. bei verschiedenen Stellen als Hilfsarbeiter. Zur Zeit seines Tötungsdelikts ist er arbeitslos. Schon früh hat er mit dem Trinken begonnen. In einer Clique mit anderen jungen Arbeitslosen zieht er durch die Gaststätten zum Trinken und Spielen. Zu Hause hält er es nicht aus, denn sein Vater brüllt im betrunkenen Zustand meist herum und verprügelt seine Frau und die Kinder. Alle haben Angst vor dem Vater. Im Alter von 19 Jahren geht H.-D. zur Drogenberatung und läßt sich eine Alkoholentziehungskur vermitteln. Nach 2wöchigem Klinikaufenthalt wird er entlassen, um auf einen freien Platz für eine längere Entwöhnungsbehandlung zu warten. Einen Tag lebt er „draußen" ohne Alkohol, dann trifft er Freunde aus der Clique, und er trinkt wieder bis er die Kontrolle völlig verliert. Seine Mutter findet ihn am nächsten Morgen im Gebüsch in der Nähe der elterlichen Wohnung. Einige Tage später geht H.-D. zum Arbeitsamt. Eine Arbeitsstelle kann ihm nicht vermittelt werden. Er trifft dort einen Zechkumpanen, sie nehmen noch einen 3. jungen Mann mit und trinken den ganzen Tag über Bier und Schnäpse in der Wohnung des ältesten von ihnen. Als nachmittags der Alkohol zur Neige geht und alle 3 schon ziemlich betrunken sind, entwickelt sich, zunächst mehr spielerisch, die Idee, ob man nicht bei der unten im Haus wohnenden alten Frau Geld beschaffen solle. Der Älteste der Gruppe fragt H.-D., den Jüngsten: „Könntest Du einen umbringen?" H.-D. prahlt: „Na klar". Der Jüngste bekommt ein Messer zugesteckt, und alle 3 gehen hinunter zur Wohnung der 69jährigen Frau. Man klopft, sie öffnet die Tür; der Ältere schubst H.-D. in Richtung auf die Frau, und H.-D. sticht mehrmals zu. Später erinnert er sich nur noch bruchstückhaft an das Geschehen. Er weiß nicht, wohin und wie oft er zugestochen hat (der Gerichtsmediziner zählte später 32 Stiche). Er kommt erst wieder zu sich, als alles voll Blut ist und er ein abgebrochenes Messer in der Blutlache sieht. Die anderen finden 30,- Mark in der Wohnung. Einer ruft die Polizei an, da er glaubt, so fiele der Verdacht nicht auf sie selbst. Noch am Tatort werden alle 3 festgenommen. Da sie stark alkoholisiert wirken, veranlaßt die Polizei eine Blutalkoholbestimmung, die Werte zwischen 1,65 und 3,60 ‰ ergibt. Wegen Mordes bei verminderter Schuldfähigkeit erhalten die beiden älteren Täter jeder 13 Jahre Haft, der 19jährige 9 Jahre Jugendstrafe.

Psychodynamische Erklärung

In der Tatsituation wirken frühkindlich geprägte aggressive Verhaltensmuster, die spezifische Gruppendynamik und die enthemmende Wirkung des Alkohols zusammen. In der Gruppe wird an H.-D. eine Rollenerwartung gestellt, die eigentlich seinen Wertvorstellungen zuwiderläuft. Die Wertschätzung und Achtung durch die Gruppenmitglieder ist jedoch wichtiger für ihn, insbesondere da außerhalb der Gruppe kaum affektiv tragfähige Bindungen bestehen. Beim Verlauf der Gruppentat ist eine Entwicklung von spielerischem Phantasieren zu konkretem Tun zu beobachten. Die Gruppenmitglieder bringen sich wechselseitig in eine Ernsthaftigkeit ihrer Planungen hinein, die ursprünglich nicht beabsichtigt war, und die jeder für sich allein auch nie intendiert hätte. Charakteristisch ist, daß oft gerade der gehemmtere, ängstliche und bisher eher sozial unauffällige Jugendliche derjenige ist, der dem Opfer den Todesstoß versetzt (Lempp 1977), wohl aus einer unbestimmten Angst davor, daß der ihm überlegene Mittäter von ihm gewissermaßen in Gefolgstreue eine solche Handlung erwartet und aus dem Verpflichtungsgefühl gegenüber der Gruppe, bei einer solchen Tat nicht zurückzustehen sondern mitzumachen.

Diese spezifische Gruppendynamik führt unter der enthemmenden Wirkung des Alkohols zu einem Aggressionsdurchbruch, der in seinem exzessiven Ausmaß (32 Stichverletzungen) auf eine verdrängte destruktive Triebdynamik schließen läßt (de Boor 1983), die in ihrer Entstehungsgeschichte hier nicht näher aufgeklärt werden kann.

4.3.7 Psychiatrische Gutachten

Vergleicht man die psychiatrischen Gutachten über die Personen mit Tötungsdelikten in den Jahren 1969 und 1981, so zeigt sich ein deutlicher Trend: 1981 werden die Täter signifikant häufiger strafrechtlich als vermindert verantwortlich eingestuft (1969: 44 %, 1981: 62 %). In sachlichem Zusammenhang hiermit steht, daß die Psychiater häufiger psychische Krankheiten bei den Tätern diagnostizieren und daß, wie bereits erwähnt, 1981 erheblich mehr Tötungsdelikte unter Alkoholeinfluß begangen werden.

Die veränderte Diagnosepraxis könnte darin eine Erklärung finden, daß sich der Krankheitsbegriff auch in der psychiatrischen Lehre in den letzten Jahren ausgeweitet hat, z. B. werden zunehmend auch schwere Neurosen, sexuelle Abweichungen und eine ausgeprägte Sucht unter den Begriff „psychisch krank" subsumiert.

4.3.8 Rechtsprechung hinsichtlich Strafmaß und Maßnahmepraxis

Der Mittelbereich des Strafrahmens wird 1981 deutlich mehr ausgenutzt als 1969. Es werden bei den wegen eines Tötungsdelikts verurteilten Tätern sehr viel seltener Strafen zur Bewährung ausgesetzt, aber auch die lebenslange Freiheitsstrafe wird 1981 erheblich seltener verhängt ($p < 0,01$).

Zu unserer Überraschung wurden 1981 signifikant seltener Maßregeln angeordnet als 1969. Reine Maßregelfälle sind jedoch, wie zuvor erwähnt, in unserem Material nicht enthalten; uns lagen nur die Akten von rechtskräftig verurteilten Personen vor, bei denen die Gerichte entweder eine Strafe oder eine Strafe und Maßregel angeordnet hatten. Also kann man aus dem Ergebnis unserer Studie nur ableiten, daß die Gerichte 1981 weniger geneigt sind, neben einer Strafe noch eine Maßregel im Urteil auszusprechen. Möglicherweise verhalten sich die Gerichte konsequenter als 1969 und ordnen entweder Maßregeln oder Strafen an.

4.3.9 Zusammenfassung

Die Ergebnisse des Vergleichs der Tötungskriminalität in den Jahren 1969 und 1981 können als Hypothesen für weiterführende Untersuchungen gelten. Dem Vergleich liegen die Urteile von 340 Tötungsdelinquenten aus dem Jahre 1969 und 410 Urteile aus dem Jahre 1981 zugrunde.

Die absolute Zahl der Tötungsdelikte hat deutlich zugenommen, was sich jedoch evtl. auf demografische Bewegungen innerhalb spezifischer Altersgruppen zurückführen läßt oder, was uns plausibler erscheint, auf eine systematische Veränderung in der Klassifizierung von Tötungshandlungen. Was früher in die Kategorie „Körperverletzung mit Todesfolge" eingeordnet wurde, könnte heute häufiger als Totschlag bezeichnet werden (Kerner 1985).

Bei der deutlichen Abnahme der Frauen unter den Tätern handelt es sich wahrscheinlich um eine Zufallsschwankung, berücksichtigt man die prozentualen Anteile in den zwischen 1969 und 1981 liegenden 12 Jahren.

1981 finden sich mehr Vorbestrafte und mehr wegen Körperverletzung vorbestrafte Personen unter den Tätern, was jedoch nach einem Vergleich mit Daten des Statistischen Jahrbuchs einem allgemeinen Trend entspricht und somit nicht typisch ist für Personen mit Tötungsdelikten.

Die frühkindliche Entwicklung der Täter wird 1981 häufiger als extrem ungünstig eingestuft, ein Befund, der auf eine sorgfältigere Analyse der individuellen Lebensgeschichte des Täters zurückgeführt werden kann oder auch auf schlechtere ökonomische und soziale Bedingungen in bestimmten Randgruppen der Bevölkerung.

Im Hinblick auf die Täter-Opfer-Beziehung fällt auf, daß die Opfer 1981 häufiger dem weiteren Bekanntenkreis des Täters und seltener dem engen Familienkreis entstammen, was wir im Zusammenhang mit einer allgemeinen Auflockerung familiärer Bindungen in der Gesellschaft sehen. Was die Altersgruppe der Opfer angeht, so ist die Gruppe der bis zu 14jährigen zurückgegangen, die Gruppe der über 60jährigen hat zugenommen. Zugenommen haben weiterhin die Gruppentaten und die Tötungsdelikte unter Alkoholeinfluß. Eine Erklärung für die Zunahme alkoholisierter Täter und Gruppentaten kann u. a. in der vermehrten Arbeitslosigkeit 1981 gegenüber 1969 liegen.

Die psychiatrische Gutachterpraxis hat sich von 1969 bis 1981 dahingehend verändert, daß mehr Personen mit Tötungsdelikten als psychisch krank und damit als strafrechtlich vermindert schuldfähig bezeichnet werden. Erklärbar wäre diese Veränderung dadurch, daß sich der psychiatrische Krankheitsbegriff in den letzten Jahren erweitert hat.

Die Gerichte nutzen 1981 in ihrem Strafmaß eher den mittleren Bereich ihrer Möglichkeiten aus und verhängen auch seltener eine Kombination von Strafe und Maßregel.

4.4 Vergleich einer Personengruppe, die einmal ein Tötungsdelikt begangen hat, mit einer Gruppe von Rückfalltätern

Bei der Prognoseerstellung empfiehlt Krainz (1984) folgenden methodischen Ansatz: Man könnte die in Betracht kommenden Fälle in 3 Gruppen einteilen, nämlich in die eindeutig negativen Extremfälle und in die prognostisch klar günstigen Fälle, womit die fraglichen Fälle die 3. Gruppe bilden. Für die eindeutig als günstig prognostizierten und die fraglichen Fälle wären dann gesetzliche Regelungen in der Form denkbar, die fraglichen Fälle als solche mit günstiger Prognose aufzufassen, da „in dubio pro reo" gelten müsse. Mit Hilfe der statistischen Methode könnte es gelingen, „die Spreu vom Weizen zu trennen" (Krainz 1984). Daß bei so schwerwiegenden Delikten wie Tötungshandlungen mit der Gruppe der fraglichen Fälle sorgfältiger und vorsichtiger zu verfahren ist, versteht sich von selbst.

In unserer Untersuchung stellen wir eine Gruppe von prognostisch ungünstigen Fällen, das sind 108 Rückfalltäter, die 2mal oder auch noch häufiger ein Tötungsdelikt begangen haben, einer Gruppe von prognostisch günstigen Fällen gegenüber, nämlich 734 wegen eines einmaligen Tötungsdelikts verurteilte Personen, die bis heute nicht rückfällig geworden sind. (Das zuvor unter 4.1 beschriebene Kollektiv von 750 Personen wurde von den 16 Fällen „bereinigt", die bis heute einen Rückfall zu verzeichnen haben.) Aus dem Vergleich dieser beiden Gruppen versuchen wir dann, prognostische Kriterien im Hinblick auf die Gefährlichkeit der Täter zu entwickeln.

Exakte Angaben über die Zahl der Tötungsdelikte im Rückfall liegen beim Statistischen Bundesamt in Wiesbaden nicht vor. Aus der internationalen Literatur (Wulf 1979) ist zu entnehmen, daß die Rückfallquote nach Strafverbüßung 1-3 % beträgt. Auch die Rückfallzahlen in unserer empirischen Untersuchung liegen bei 2 %, denn für die Jahre 1976-1982 befinden sich im Bundesjustizministerium 108 Rückfallurteile; das sind pro Jahr etwa 15 Fälle. Setzt man die Anzahl der Rückfälle in Beziehung zu der durchschnittlichen Zahl von Tötungsdelikten pro Jahr in der BRD (in den Jahren 1976-1982 durchschnittlich 700 Fälle pro Jahr), so entspricht dies einem Anteil von etwa 2 %.

Das Bundesjustizministerium hat uns diese Urteile der Rückfalltötungen aus 7 Jahren zur Auswertung überlassen. Zur Entwicklung prognostischer Kriterien wählten wir 3 Arbeitsschritte:

1) Beschreibung der Gruppe der Rückfalltäter,
2) Analyse der rückfallbegünstigenden Faktoren,
3) Vergleich einer Gruppe von Rückfalltätern mit einer Gruppe von Einmaltätern.

Eine Bemerkung sei noch vorausgeschickt: In unserer Untersuchung bezeichnen wir auch solche Personen als Rückfalltäter, die wegen einer schwerwiegenden Körperverletzung vorverurteilt waren, allerdings nur dann, wenn durch die Körperverletzung lebenswichtige Organe außerordentlich stark beinträchtigt wurden und der Tod nur durch Zufall nicht eingetreten ist. Bei einigen Juristen stieß diese Vorgehensweise auf Kritik, wir haben sie jedoch ganz bewußt beibehalten, da es uns nicht so sehr um den „Erfolg" der Verletzungshandlung ging, sondern um die „Bereitschaft" des Täters zu einer lebensbedrohenden Aggressionshandlung. Auch von kriminologischer Seite wird häufig eingeräumt, daß die Unterscheidung zwischen gefährlicher Körperverletzung und Totschlag unpräzise und daher als Ausgangsbasis für eine sozialwissenschaftliche Untersuchung unbrauchbar sei. So schreibt Kerner (1985): „Der Fachmann weiß, wie schmal die Grenzen sind, die beispielsweise bei schweren Streitereien vor Gaststätten in einem Fall eine gefährliche Körperverletzung, im anderen Fall eine versuchte Tötung „entstehen" lassen. Zahlreiche andere Grenzfälle sind aus Rechtsprechung und Rechtslehre im Prinzip bekannt, aber nicht in ihrer Bedeutung für die Statistik aufgearbeitet."

Sessar (1981) hat vielfältige Zuschreibungsmerkmale herausgearbeitet, die bei der Rechtsanwendung die Definition des Tötungsvorsatzes wesentlich beeinflussen. Dies soll an 2 Beispielen verdeutlicht werden:

Bei gleicher Gewalteinwirkung wird der Angriff auf einen Polizeibeamten eher als versuchte Tötung definiert als bei Angehörigen anderer Berufsgruppen. In umgekehrte Richtung wirken Zuschreibungsprozesse bei Gewalthandlungen gegenüber Prostituierten: Der Tötungsverdacht wird häufiger verneint, wenn eine Prostituierte das Opfer ist.

Die vorstehend angeführten Forschungen belegen, daß eine ausschließliche Orientierung an formellen juristischen Kategorien zur Klärung mancher sozialwissenschaftlicher Fragestellungen nicht sinnvoll ist, sondern einer Modifizierung durch psychologische Überlegungen bedarf.

4.4.1 Beschreibung der Gruppe der Rückfalltäter (n = 108)

Alter

Der Altersmittelwert der Täter beträgt bei der 1. Tat 26 Jahre und 32 Jahre bei der Rückfalltat. Die Streubreite reicht von 15-50 Jahre für die 1. Tat und 16-66 Jahre für die Rückfalltat.

Geschlecht

Nur 2% der Verurteilten sind Frauen.

Familienstand

verheiratet	10%,
ledig	64%,
geschieden	24%,
verwitwet	2%.

Schulbildung

weniger als Volksschulabschluß	29 %,
Volksschulabschluß	67 %,
mehr als Volksschulabschluß	4 %.

Berufsausbildung

keine	74 %,
abgeschlossene Lehre	24 %,
Hochschulausbildung	2 %.

Beruf zur Zeit der Rückfalltat

arbeitslos	43 %,
Arbeiter	38 %,
Handwerker und vergleichbare Berufe	6 %,
keine Berufstätigkeit wegen Inhaftierung (Rückfalltat im Hafturlaub)	12 %.

Soziale Vorgeschichte

unauffällig	16 %,
ungünstig	38 %,
sehr ungünstig	34 %,
keine Information	12 %.

Wie bereits vorher erwähnt, stuften wir die soziale Vorgeschichte dann als ungünstig ein, wenn in der Kindheit des Täters ein existentieller Lebensbereich erheblich beeinträchtigt war. Ließen sich Störungen in mehreren wichtigen Lebensbereichen nachweisen, so nannten wir die soziale Vorgeschichte „sehr ungünstig" (vgl. S. 13).

Vorstrafen

Zur Zeit der Rückfalltat hatten 9 % der Verurteilten keine Vorstrafen, weil entweder die 1. Tat noch nicht entdeckt oder weil keine Anzeige erfolgt war.

Das Alter bei der 1. Vorstrafe lag im Mittelwert bei 21 Jahren mit einer Gesamtstreuung von 15 bis 50 Jahren. Die Zahl der Vorstrafen betrug im Mittel 5,5 mit einer Gesamtstreuung von 1 - 42 Vorstrafen.

Bei der Art der einschlägigen Vorstrafen ergab sich folgende Verteilung:

lebensbedrohliche Körperverletzung	49 %,
Totschlag (versucht bzw. vollendet)	13 %,
Mord (versucht bzw. vollendet)	11 %,

Kombination von Mord bzw. Totschlag
und lebensbedrohlicher Körperverletzung   18 %,
keine Vorstrafe   9 %.

Diese Daten legen die Vermutung nahe, daß die lebensbedrohliche Körperverletzung in dem von uns definierten Sinn häufig die Vorform eines Tötungsdelikts darstellt (s. Tatvorgestalten nach Stumpfl 1961).

Verbüßte Haftzeit
Nach dem 1. einschlägigen Delikt (lebensbedrohliche Körperverletzung oder Tötungsdelikt) bis zur Rückfalltat wurden im Mittel 5 Jahre und 6 Monate an Haftzeit verbüßt. Die Streubreite reichte von 1 Monat bis zu 25 Jahren. 18 % der Täter waren mehr als 10 Jahre lang inhaftiert.

In Freiheit verbrachter Zeitraum
Nach der Haftentlassung bis zum 2. Tötungsdelikt befanden sich die Täter durchschnittlich 2 Jahre und 9 Monate lang in Freiheit, bei einer Streubreite von einem Monat bis zu 18 Jahren. Innerhalb eines Zeitraums von einem Jahr nach der Entlassung (bzw. nach der 1. Tat, wenn keine Inhaftierung erfolgte) ereigneten sich 51 % aller Rückfälle und innerhalb von 5 Jahren nach der Entlassung 88 % der Rückfalltaten. Während der Strafverbüßung (Hafturlaub, Freigang, Ausführung, Flucht bzw. im Gefängnis) erfolgten 12 % der Rückfälle.

Therapiemaßnahmen
Bei nur 7 % der Straftäter wurde nach dem 1. Tötungsdelikt eine therapeutische Maßnahme durchgeführt: Suchttherapie bei 3 Personen, heilpädagogische Maßnahmen bei 1 Person und Psychotherapie in der Haftanstalt bei 4 Personen. Da aus den Urteilstexten jedoch wenig über die exakten Bedingungen der einzelnen Therapien hervorgeht, müssen wir uns einer Interpretation dieser therapeutischen Mißerfolge enthalten.

Belastungen im Zeitraum zwischen den Tötungsdelikten
Bei 70 % der Straftäter lagen gleichzeitig mehrere wesentliche existentielle Belastungen in der Zeit nach dem 1. Tötungsdelikt vor. Arbeitslos waren 66 % der Täter, ohne Wohnung 19 %, 39 % lebten völlig ohne soziale Kontakte, und bei 88 % der Personengruppe fanden sich sonstige soziale Belastungen wie Verlust der Partnerin, erhebliche Verschuldung u. ä.

Tatmotive
Stellt man die Tatmotive, so wie sie in den Urteilen definiert wurden, zusammen, ergeben sich folgende Häufigkeiten (Tabelle 2):

Tabelle 2. Tatmotive

	1. Tötungsdelikt	2. Tötungsdelikt
Affekt	42 %	53 %
Konflikt	5 %	6 %
Sexuelle Erregung	8 %	9 %
Gewinn und Bereicherung	11 %	13 %
Verdeckung einer Straftat	3 %	9 %
politische Überzeugung	2 %	2 %
ungeklärtes Motiv	29 %	8 %

In 82 % der Fälle handeln die Täter bei beiden Delikten aus demselben Motiv heraus.

Die häufigsten Übereinstimmungen finden sich bei den Motiven „Affekt", „sexuelle Erregung" und „Gewinn und Bereicherung".

Faßt man die Motive in einen mehr emotionalen und einen mehr rationalen Bereich zusammen, so ergibt sich, daß ca. 70 % der Taten mehr emotional bestimmt (Affekt, Konflikt, sexuelle Erregung) und etwa 20 % eher rational bestimmt sind (Gewinn und Bereicherung, Verdeckung einer Straftat, politische Überzeugung).

Das Opfer

Das Geschlecht des Opfers war bei der 1. Tat in 62 % der Fälle männlich, bei der 2. Tat in 58 % der Fälle männlich. In 62 % der Fälle wurde beim 1. und 2. Delikt eine Person des gleichen Geschlechts getötet. Die Tatsache, daß männliche Personen häufiger Opfer von Tötungsdelikten sind, könnte mit der relativ hohen Anzahl von körperlichen Auseinandersetzungen zwischen alkoholisierten männlichen Gaststättenbesuchern zusammenhängen.

Eine Übereinstimmung in der Altersklasse des Opfers bei beiden Delikten war bei 72 % der Fälle gegeben.

Aus der Analyse der *Täter-Opfer-Beziehung* geht hervor, daß die Opfer sehr häufig dem Bekannten- und Familienkreis des Täters entstammen. Tabelle 4 belegt diese Tatsache.

Die Art der Täter-Opfer-Beziehung stimmte in 72 % der Fälle bei beiden Taten überein.

Tabelle 3. Alter der Opfer

	1. Tat	2. Tat
Kinder bis zu 14 Jahren	9 %	6 %
Jugendliche (15 – 20 Jahre)	16 %	15 %
Erwachsene (21 – 60 Jahre)	71 %	69 %
Alte Menschen (über 60 Jahre)	4 %	10 %

Beschreibung der Gruppe der Rückfalltäter

Tabelle 4. Täter-Opfer-Beziehung

	1. Tat	2. Tat
Unbekannt	35%	36%
Bekannt	34%	37%
Intimpartner	14%	18%
Familienangehörige	17%	9%

Zahl der Täter und Zahl der Opfer

10% der Tötungsdelikte in der Vorverurteilung und auch 10% der Tötungsdelikte im Rückfall geschahen in Form einer Gemeinschaftstat; 5% der Täter begingen sowohl des 1. als auch des 2. Delikt gemeinschaftlich.

Bei der 1. Tat wurden in 9% der Fälle, bei der 2. Tat in 18% der Fälle mehrere Personen Opfer des Tötungsdelikts. In 6% der Fälle tötete der Delinquent beide Male mehrere Personen. Der Anstieg in der Zahl der Opfer bei der Rückfalltat läßt sich auf das häufigere Auftreten von Paniksituationen für den Täter zurückführen, denn 5mal wurden Polizeibeamte getötet, mit denen der Delinquent bei oder nach einer Straftat konfrontiert wurde, und in 4 Fällen ergab sich eine für den Täter existentiell bedrohliche Situation auf der Flucht aus der Haft bzw. im Hafturlaub. Auch hier wurden, wie bei den Polizeibeamten, unbekannte Personen Opfer des Tötungsdelikts.

Begutachtung des Täters

Die psychiatrischen Gutachter erklärten 40% der Täter für voll schuldfähig und 60% für vermindert schuldfähig. (Wie bereits erwähnt, sind in unserer Stichprobe völlig schuldunfähige Täter nicht enthalten, da im Bundesjustizministerium nur die Unterlagen von rechtskräftig verurteilten Personen mit Tötungsdelikten zentral gesammelt wurden.)

In Tabelle 5 stellen wir die psychiatrische Persönlichkeitsbeurteilung, wie sie aus den Urteilen zu entnehmen war, einer psychologischen Beurteilung durch die Verfasser dieser Arbeit gegenüber. Die psychologische Beurteilung er-

Tabelle 5. Persönlichkeit des Täters

	Psychiatrische Beurteilung		Psychologische Beurteilung	
Gesund	61%		15%	
Gestört (Psychose, Neurose)	23%		46%	
Sucht	9%	39%	32%	85%
Hirnorganische Störung	7%		7%	

folgte auf der Grundlage sämtlicher Informationen, die sich anhand der ausführlichen Urteile gewinnen ließen. Differenzen in der Beurteilung zwischen den beiden Verfassern (klinische Psychologen) wurden bis zum Konsens diskutiert.

Die erheblichen Unterschiede zwischen der psychiatrischen und psychologischen Begutachtung führen wir darauf zurück, daß die gutachtenden Psychiater sich häufig noch an der klassischen Psychiatrie orientieren und von daher in erster Linie organische Krankheiten, Psychosen und gelegentlich noch eine ausgeprägte Sucht der Kategorie „psychisch krank" zuordnen. Wir vertreten jedoch einen erweiterten Krankheitsbegriff, der sowohl eindeutig süchtiges Verhalten einbezieht, selbst wenn dieses noch nicht zu massivem Persönlichkeitsabbau geführt hat, als auch schwere neurotische Persönlichkeitsstörungen.

Als Hinweis auf erhebliche psychische Beeinträchtigungen bei dieser Personengruppe werten wir auch die Tatsache, daß sich bei 24 % von ihnen ein oder sogar mehrere Selbstmordversuche feststellen ließen.

Alkohol- und Drogeneinfluß

Ein bedeutsamer Alkoholeinfluß wurde auch hier bei einem Blutalkoholwert ab 1‰ angenommen (s. S. 17). Demnach standen 61 % der Täter beim 1. Delikt und 68 % beim 2. Tötungsdelikt unter Alkoholeinfluß. Bei 60 % lag eine Alkoholisierung bei beiden Taten vor.

Urteil

Bei der Rückfalltat wurden verurteilt wegen

Mordes	30 %,
versuchten Mordes	16 %,
Totschlags	24 %,
versuchten Totschlags	30 %.

Eine lebenslange Freiheitsstrafe erhielten 25 %, ein zeitlich begrenztes Strafmaß 75 % der Täter. Der Mittelwert der zeitlich begrenzten Strafe lag bei 9 Jahren und 5 Monaten, die Varianz reichte von 2 Jahren und 6 Monaten bis zu 15 Jahren.

Bei insgesamt 24 % der Täter wurde eine Maßregel angeordnet, und zwar bei 16 % die Einweisung in eine psychiatrische Klinik oder eine Entziehungsanstalt und bei 8 % die Sicherungsverwahrung. Oft kombinierten die Gerichte auch Strafe und Maßregel, wobei zumeist die Strafe der Maßregel vorausging.

4.4.2 Analyse der rückfallbegünstigenden Faktoren

Von der relevanten Fachliteratur ausgehend, stellten wir 4 Thesen zur Rückfallproblematik auf, die wir zu verifizieren bzw. zu widerlegen versuchten.

1. These: Eine ungünstige soziale Vorgeschichte des Täters führt zu einem höheren Rückfallrisiko.

Um diese These zu prüfen, setzten wir die von uns eingeschätzte Qualität der sozialen Vorgeschichte der Täter (unauffällig, ungünstig, sehr ungünstig) mit der Zeitspanne bis zum Rückfall in Beziehung. Es ergab sich eindeutig, daß einem negativen Sozialisationsverlauf kürzere Zeitspannen bis zum Rückfall (im folgenden der Einfachheit halber als Rückfallintervall bezeichnet) entsprechen.

Soziale Vorgeschichte	Mittlere Zeitspanne nach der Entlassung bis zum Rückfall
Unauffällig	53 Monate
Ungünstig	39 Monate
Sehr ungünstig	21 Monate

2. These: Starke soziale Belastungen im Zeitraum nach dem 1. Tötungsdelikt verkürzen das Rückfallintervall.

Als Belastungsfaktoren werteten wir: keine Arbeit, keine Wohnung, keine sozialen Kontakte, andere wesentliche Belastungen (finanzielle Notlage u. ä.).
Die Überprüfung des Zusammenhangs zwischen sozialen Belastungen und der Länge des Rückfallintervalls führt nicht zu signifikanten Ergebnissen. Der Aussagewert unserer Berechnung ist allerdings begrenzt, da nur eine kleine Zahl der Rückfalltäter (ca. 20 %) völlig ohne soziale Belastungen lebte.

| Rückfallintervall | Anzahl der sozialen Belastungen | | | |
	Keine	1–2	3 und mehr	Gesamt
Bis 3 Jahre	9	30	8	47
Länger als 3 Jahre	3	13	2	18
	12	43	10	65

$x^2 = 0{,}3948$, nicht signifikant

Anmerkung: Bei der Überprüfung der sozialen Belastungen im Freiheitsintervall konnten wir uns nur auf 65 Straftäter beziehen, da in den Urteilen der übrigen Personen Angaben zu diesem Punkt fehlten.
Auch bei der Wahl anderer Rückfallintervalle (bis 1 Jahr, bis 5 Jahre, nach mehr als 5 Jahren) ergeben sich keine signifikanten Zusammenhänge. Die sozialen Belastungsfaktoren in der Zeit zwischen dem 1. und 2. Tötungsdelikt scheinen sich nicht entscheidend auf die Länge des Rückfallintervalls auszuwirken. Wir nehmen an, daß es bei diesen extrem auffälligen Straftätern (s. Kap. 4.4.3) unerläßlich ist, die zugrundeliegende Persönlichkeitsstörung zu behandeln; po-

sitive soziale Bedingungen, so wichtig sie auch sein mögen, reichen nicht aus, einen Rückfall zu verhindern.

3. These: Inhaftierung erhöht das Rückfallrisiko.

Zur Überprüfung dieser von einigen Wissenschaftlern vertretenen These haben wir das Rückfallintervall der vor dem 2. Tötungsdelikt inhaftierten Täter mit dem Rückfallintervall der vorher nicht Inhaftierten verglichen. Das war möglich, weil bei einem beachtlich großen Teil der Personen die 1. Tat entweder nicht entdeckt worden war oder der Täter Bewährung bekommen hatte.

Wir sind uns darüber im klaren, daß das Rückfallintervall nur als *ein,* allerdings gut objektivierbares Indiz für den komplexen Begriff des Rückfallrisikos gelten kann.

Die durchschnittliche Zeitspanne bis zum Rückfall betrug bei nicht inhaftierten Tätern 28 Monate, bei inhaftierten Tätern 33 Monate, d. h. es besteht kein bedeutsamer Unterschied. Man kann also nicht sagen, daß die Tatsache der Inhaftierung das Rückfallrisiko, d. h. das Rückfallintervall, erhöht, allerdings vermindert die Inhaftierung das Rückfallrisiko auch nicht.

4. These: Rückfalltäter lassen sich im Hinblick auf die psychodynamische Entstehung ihres Tötungsdelikts in folgende Persönlichkeitskategorien einordnen:

1) Täter mit schweren Persönlichkeitsstörungen
   (Neurose, Psychose, hirnorganische Störungen)   40%,
2) Täter mit sexuellen Deviationen   13%,
3) Alkoholiker, die zu körperlichen Aggressionen neigen   32%,
4) Konflikttäter, die durch schwierige Situationen
   sozial und psychisch überlastet sind   6%,
5) psychisch gesunde, rational planende Täter   9%.

Diese Klassifizierung entstand aufgrund der psychologischen Analyse von 108 Rückfallurteilen und soll im folgenden durch Fallbeispiele belegt werden.

Die Häufigkeitsverteilung legt den Schluß nahe, daß als besonders rückfallgefährdet solche Personen eingeschätzt werden müssen, deren Straftat auf dem Hintergrund einer schweren Persönlichkeitsstörung entstanden ist; hierzu zählen auch Personen mit erheblichen sexuellen Deviationen. Das gleiche gilt für Personen, die unter Alkoholeinfluß zu körperlichen Aggressionen neigen. Weniger rückfallgefährdet erscheinen die Konflikttäter, deren Tötungsdelikt meist als Lösungsversuch einer psychischen Überlastungssituation gewertet werden kann. Bei den rational planenden Tätern ist die Prognose nur unter der Voraussetzung günstig, daß sich ihr Wertsystem in Richtung auf sozial akzeptierte Normen verändert hat.

Im folgenden wollen wir die von uns nach der psychodynamischen Entstehung der Tötungsdelikte gebildeten Kategorien (s. oben) durch prototypische Beispiele illustrieren. Zunächst beschreiben wir 2 Personen, einen Mann und eine Frau, die aus einer schweren Persönlichkeitsstörung heraus Tötungsdelikte im Rückfall begangen haben (Kategorie 1), dann einen männlichen Rückfalltäter, bei dem sich die Persönlichkeitsstörung mit einer sexuellen Problematik verbindet (Kategorie 2), anschließend einen Alkoholiker, der zu tätlichen Aggressionen unter Alkoholeinfluß neigt (Kategorie 3), dann das Beispiel einer Frau, die zweimal aus einer schweren Konfliktsituation heraus getötet hat (Kategorie 4) und als letztes einen sog. rational planenden Täter (Kategorie 5), an dessen Fallgeschichte wir die Problematik dieser Etikettierung aufzeigen. Die Kategorie der rational planenden Täter haben wir einbezogen, da die Aktenanalyse in einigen Fällen eine andere Zuordnung nicht ermöglichte, es bleibt jedoch die Vermutung, daß eine genauere Untersuchung der Tatmotivation und der tatauslösenden Bedingungen zu einer anderen Einordnung führen wird. Eigene Gutachtertätigkeit und Gespräche mit mehreren psychologischen und psychiatrischen Sachverständigen verstärken unseren Eindruck, daß es den Typ des überwiegend rational planenden Täters nicht gibt.

Alle Gespräche mit den folgenden 5 Rückfalltätern und mit dem sog. rational planenden Täter wurden in der Haftanstalt geführt und auf Tonband aufgenommen, sofern der Gesprächspartner seine Zustimmung gab. Bei 3 Personen (Herrn A., Frau B. und Herrn V., Beispiele 5, 6 und 10) konnten wir unsere Informationen aus den mehrstündigen Gesprächen durch die schriftlich vorliegenden psychiatrischen Gutachten und Gerichtsurteile ergänzen.

Beispiel 5: Herr A. tötet infolge einer schweren narzißtischen Persönlichkeitsstörung seinen Schwager und eine flüchtige Bekannte

Herr A., 35 Jahre, ledig
(Rückfall bei schwerer Persönlichkeitsstörung; Kategorie 1)

Herr A. stammt aus einer Arbeiterfamilie, ist das jüngste von 4 Geschwistern und hat noch 2 Schwestern und einen Bruder. Der Vater war früher Kellner, später Monteur und Buchhalter. „Er hat leider aus seiner Intelligenz nichts gemacht", bemerkt Herr A. uns gegenüber. Der Vater ist Trinker, vom Wesen her unsensibel und tyrannisch. Die Kinder werden häufiger exzessiv geschlagen; manchmal schlägt er auch die Mutter. Herr A. fürchtet sich vor seinem Vater. Da Geld in der Familie immer knapp ist, muß die Mutter auf mehreren Putzstellen hinzuverdienen. Von der Mutter fühlt er sich oft vernachlässigt. Zwischen den Eltern besteht eine Kampfbeziehung, sie streiten sich häufig. Auch die Atmosphäre im Kindergarten und in der Schule ist streng, bestrafend und angsterzeugend. Prügel, Schikanen und Kränkungen sind die Haupterinnerungen an diese Zeit. Es bestehen gute Kontakte zu anderen Kindern, vor allem zu solchen aus höheren sozialen Schichten, wie er betont. Mit 2 Freunden jedoch hat er negative Erlebnisse: der eine geht mit einem Messer auf ihn los, der andere schießt ihm aus Versehen mit einem Luftgewehr zwischen die Augen. In der Schule bleibt er einmal sitzen und fällt dadurch in der Hierarchie der Gleichaltrigen ab. Seine Minderwertigkeitsgefühle verstärken sich.

Zur sexuellen Entwicklung erwähnt er, er habe sein Elternhaus als verklemmt und „unterentwickelt" erlebt. Er wird nicht aufgeklärt und sieht seine Eltern nie nackt. Mädchen gegenüber ist er schüchtern. Den ersten sexuellen Kontakt hat er mit 16 Jahren in einem Bordell.

Nach der Schulentlassung bricht er eine Kfz-Lehre wegen Differenzen mit dem Lehrherrn ab; er fühlt sich zu sehr bevormundet. Er geht zur See und legt nach 3 Monaten die Matrosenprüfung ab. Nach einem Jahr verpflichtet er sich für 4 Jahre zur Bundeswehr, da er Lust bekommt, seßhaft zu werden und Bindungen einzugehen. Sicherheit und Ordnung bei der Bundeswehr gefallen ihm, aber er hat Schwierigkeiten, sich sozial einzuordnen.

Abgesehen von einer kurzen Zeit, in der er viel Alkohol zu sich nimmt, trinkt er später nur noch wenig, da er wegen der Erfahrungen mit dem Vater Angst vor Alkohol verspürt.

Zur 1. Straftat kommt es im Alter von 20 Jahren. Seine Lieblingsschwester lebt in Spannungen mit ihrem Ehemann. Sie ist ausgegangen und befürchtet, daß ihr Mann alkoholisiert nach Hause kommt und die Wohnung kurz und klein schlägt. Der Bruder soll Beschützerfunktion übernehmen. Mit der Dienstpistole bewaffnet erwartet er die Heimkehr des Schwagers in dessen Wohnung. Als der Schwager erheblich angetrunken die Wohnung betritt, fordert Herr A. ihn auf, nicht näher zu kommen und richtet die Pistole zur Einschüchterung auf ihn. Hämisch grinsend geht dieser jedoch auf ihn zu. Herr A. gerät in Panik und erschießt seinen Schwager. Wegen Totschlags in einer affektiven Ausnahmesituation wird Herr A. zu einer Jugendstrafe von 4 ½ Jahren verurteilt. Nach Verbüßung von ⅔ der Strafe wird er auf Bewährung entlassen. Zunächst geht er wieder zur See. Anläßlich eines Besuchs bei seiner psychologischen Gutachterin lernt er seine spätere Ehefrau, eine 15 Jahre ältere Krankenschwester, geschieden, 2 Kinder, kennen. Man heiratet sehr bald, und die erste Zeit der Ehe bezeichnet Herr A. als die glücklichste seines Lebens. Dann stellen sich jedoch Ehekrisen ein. „Ich kam nicht an gegen diese starke Frau." Sie hat die sichere berufliche Position, er betätigt sich als Hausmann und geht zur Schule, um später einmal Physiker oder Chirurg zu werden. Sie hat die interessanten Kontakte: Ärzte, Stationspfleger, Juristen, sogar Professoren zählen zu ihrem Bekanntenkreis. Er versucht, sich in diese Kreise zu integrieren, fühlt sich jedoch klein, unbedeutend und minderwertig. Die inneren Spannungen entladen sich in Aggressionsausbrüchen gegen seine Frau und die Kinder, so daß es nach drei Jahren auf Wunsch seiner Frau zur Trennung kommt. Mit dem Alleinleben wird er nicht fertig; er unternimmt einen Suizidversuch. In einer Kneipe trifft er eine angetrunkene Frau und bittet sie, die Nacht mit ihm in seinem Zimmer zu verbringen. Sie schlafen miteinander, danach will sie fortgehen. Er bittet sie, ihn nicht zu verlassen, doch darauf geht sie nicht ein. Er verliert die Kontrolle über sich und erwürgt sie. Mit der Leiche im Auto fährt er 3 Tage lang ziellos umher und stellt sich dann der Polizei.

Herr A. wird zunächst wegen Mordes zu einer lebenslangen Freiheitsstrafe verurteilt; in der Revisionsverhandlung billigt ihm das Gericht verminderte Schuldfähigkeit aufgrund einer schweren Persönlichkeitsstörung zu. Wegen Totschlags erhält er 10 Jahre Freiheitsstrafe.

Psychodynamische Erklärung

Die Grundproblematik des Herrn A. besteht darin, daß er Gefühle von Kleinheit und Minderwertigkeit durch überhöhte Ansprüche und Größenphantasien zu kompensieren sucht. Im Gegensatz zu seinem Vater, den er wegen seiner Mittelmäßigkeit verachtet, will er Außergewöhnliches erreichen. Schon in der Schulzeit verkehrt er mit Kindern aus „besseren Kreisen", nach der Haftentlassung nimmt er Kontakt zu seiner Psychologin auf. Auch seine Ehefrau gehört einer von ihm aus gesehen höheren und gebildeteren Schicht an. Seine Berufswünsche, Chirurg oder Atomphysiker, illustrieren sein Bedürfnis, sich von anderen deutlich abzuheben. Er möchte eine bedeutsame Rolle spielen.

Beim 1. Tötungsdelikt wird dies vereitelt. Sein Selbstwertgefühl erleidet eine massive Kränkung dadurch, daß der Schwager ihn nicht ernstnimmt. Es kommt zur „Flucht nach vorn", zu einem aggressiven Durchbruch.

Diese bei Herrn A. beschriebene Abwehr erlebter Kleinheit durch Größenphantasien gilt als typisch für narzißtisch gestörte Persönlichkeiten. Auf der Beziehungsebene liegt die Grundstörung einer solchen Persönlichkeit darin, daß sie Nähe will, sie aber gleichzeitig fürchtet, daß sie Abhängigkeit sucht, sich jedoch mit zerstörerischen Impulsen gegen diese zur Wehr setzt. Auf diesem Hintergrund entwickelt sich auch bei Herrn A. im Verlauf seiner Ehe eine Kampfbeziehung. Als die aggressiven Auseinandersetzungen für die Familie unerträglich werden, muß er das Haus verlassen. Er fühlt sich isoliert, einsam, in einer existentiellen Krise. Alle Bemühungen, Hilfe zu finden, scheitern.

In der Situation, die zum 2. Tötungsdelikt führt, wird die Angst vor dem Verlassenwerden durch das Fortgehen der ihm flüchtig bekannten Frau aktualisiert, und es kommt zu einer Entladung destruktiver Impulse, die sich – stellvertretend für seine Ehefrau – auf die gerade anwesende Frau richten. (Die psychodynamische Erklärung haben wir teilweise übernommen aus dem psychiatrischen Gutachten von Prof. Sch.)

Prognose

Wegen der schweren narzißtischen Persönlichkeitsstörung halten wir das Wiederauftreten von unkontrollierten Aggressionshandlungen bei Herrn A. für möglich. Auch er selbst ist der Meinung, daß er ohne die Hilfe eines Psychotherapeuten nicht in der Lage sein wird, seine vielfältigen Probleme zu bewältigen.

Herr A. schreibt in extrem starkem Maße der Gesellschaft die Verantwortung für sein 2. Tötungsdelikt zu. Auch wir sind der Meinung, daß in diesem Fall eine Mitschuld der Gesellschaft besonders deutlich wird (Verweigerung der therapeutischen Hilfe). Auch der psychiatrische Sachverständige führte im Termin aus, daß seiner Ansicht nach der Rückfall durch eine rechtzeitige Psychotherapie hätte verhindert werden können.

Beispiel 6: Frau B. tötet aufgrund ihrer Beziehungsschwierigkeiten 2 junge Mädchen

Frau B., 24 Jahre, ledig (Rückfall bei schwerer Persönlichkeitsstörung; Kategorie 1)

Frau B. wächst unter sozial schwierigen Bedingungen auf. Der Vater ist ein sehr aggressiver Trinker, die Mutter muß von früh bis spät arbeiten; 9 Kinder sind zu versorgen, von denen Frau B. das vierte ist. Von beiden Eltern wird sie häufig geschlagen, so daß sie oft zu ihren Großeltern flüchtet. Vor ihren 6 Brüdern fürchtet sie sich, da auch diese zu Gewalttätigkeiten neigen. Ein Bruder soll ihre jüngere Schwester vergewaltigt haben. Der Vater hat sich Frau B. einmal in angetrunkenem Zustand sexuell genähert, was sie abwehren konnte. Am besten versteht sie sich mit ihrer 5 Jahre älteren Schwester. Noch heute kann sie nur zu Frauen Vertrauen gewinnen. Ihre Mutter beschreibt Frau B. als ziemlich launisch: „Nur manchmal war sie ein bißchen nett. Dann kaufte sie uns ein Eis oder fuhr mit uns zur Oma." Der Vater ist immer angsteinflößend. Er besitzt eine Pistole und bedroht damit manchmal die ganze Familie. Einmal wurde er deswegen in Polizeigewahrsam genommen. Da Frau B. das aggressive Klima zu Hause nur schwer ertragen kann, läuft sie häufig fort. In dieser Zeit entwickelt sich ihre Liebe zu Tieren, insbesondere zu Schäferhunden und Pferden. Bei ihnen spricht sie sich aus.

Als Kind besucht sie zunächst die Volksschule, muß dann wegen mangelnder Leistungen zur Sonderschule überwechseln und wird aus dieser nach der 9. Klasse entlassen. In der Sonderschule kommt sie mit den Lehrerinnen gut zurecht. Sie bricht 3 Versuche, eine Lehre zu beginnen ab, 2mal wegen auftretender Konflikte am Arbeitsplatz. Am besten gefällt es ihr in einer Förderschule für Hauswirtschaft. Danach verdient sie ihr Geld 2 Monate lang beim Zirkus. Sie ist stolz darauf, einen magersüchtigen Schimmel dort durch intensive Bemühungen wieder zum Fressen gebracht zu haben. Da sie noch nicht volljährig ist, erlauben die Eltern ihr nicht, beim Zirkus zu bleiben.

Frau B. bezeichnet sich als Einzelgängerin. Sie hatte nie eine Freundin, der sie sich anvertrauen konnte, sie brachte nie Mitschüler mit nach Hause, da sie sich wegen ihrer Familie schämte. Sexuell aufgeklärt wurde sie nicht; dieses Thema ist für sie stark tabubehaftet. Bis heute verfügt sie weder über sexuelle Erfahrungen mit Männern noch über solche mit Frauen.

Im Laufe ihres Lebens hat Frau B. zahlreiche Suizidversuche unternommen. Sie stahl der Mutter Schlaftabletten, spritzte sich E 605 und „schnibbelte" häufig am Handgelenk und Arm.

Außer einer Verwarnung im Jugendalter (sie hatte ein Pferdehalfter gestohlen) ist Frau B. bis zu ihrer 1. Tötungshandlung nicht vorbestraft.

Im Alter von 17 Jahren wird sie wegen Körperverletzung mit Todesfolge in eine psychiatrische Klinik eingewiesen. Beim Spaziergang mit einem Schäferhund rettet sie ein 7jähriges Mädchen vor den Aggressionen einer Kindergruppe. Damit das Kind anschließend sicher nach Hause gelangt, will sie es dorthin begleiten. Das kleine Mädchen beharrt jedoch trotzig darauf, eigene Wege zu gehen. Es kommt zu einem kurzen Streit, in dem das Kind seine Retterin in aggressiver Weise beschimpft und tritt. „Ich hielt dem Kind Mund und Nase zu, ich war blind vor Wut. Da sackte das Kind zusammen und war tot." Anschließend zerrt sie das Kind in ein Gebüsch und schlägt mit einem Stock mehrmals heftig auf die Leiche ein. Sie sagt, sie sei zu dieser Zeit völlig weggetreten gewesen.

Nach ihrer Verurteilung lebt Frau B. 3 konfliktreiche Jahre lang in einem psychiatrischen Krankenhaus, bis das 2. Tötungsdelikt sich ereignet. Während ihrer Unterbringung in der Jugendpsychiatrie sterben ihre beiden Großeltern, die einzigen Personen von außerhalb, mit denen sie noch gelegentlich Kontakt hatte. Die Familie kümmert sich nicht um sie, Frau B. fühlt sich sehr verlassen. Mit einer 17jährigen Mitpatientin, die das Zimmer mit ihr teilt, bahnt sich ein heftiger Konflikt an, der sich im Laufe der Zeit verschärft. Anlaß sind provozierende Bemerkungen über die 1. Straftat der Frau B. und immer wiederkehrender Vertrauensmißbrauch. In ihrer Not sucht Frau B. eine Vertrauensbeziehung zu einer ihrer Betreuerinnen aufzubauen, aber eine junge Ärztin enttäuscht sie nachhaltig. Frau B. läuft aus der Klinik fort, kann sich jedoch nur einige Wochen lang durch Arbeit auf Bauernhöfen ihren Unterhalt verdienen. Sie kehrt in die Klinik zurück in der Hoffnung, daß sich das Verhalten ihrer Zimmermitbewohnerin geändert haben könnte. Aber die Streitereien gehen unvermindert weiter. Frau B. setzt sich eine Grenze: wenn sich die 17jährige bis Weihnachten nicht ändert, wird sie sie umbringen. Am 2. Weihnachtstag fesselt sie ihre Mitpatientin und erstickt sie dann mit einem Fahrtenmesser. „Ich hatte keine andere Wahl, ich mußte es tun", sagt sie heute. Wegen Mordes wird die damals 20jährige Frau B. zu 8 Jahren Jugendstrafe und anschließender Einweisung in die Psychiatrie verurteilt. Sie ist der festen Überzeugung, daß sie bei erneuter Einweisung in eine psychiatrische Klinik ein weiteres Aggressionsdelikt begehen würde. Aufgrund ihrer Erfahrungen reagiert sie auf diese Institution allergisch.

Psychodynamische Erklärung

Zentrale Merkmale der Kindheit der Frau B. sind mangelnde Geborgenheit, Enttäuschung durch Bezugspersonen und ein daraus resultierendes Mißtrauen Menschen gegenüber. Der Kontakt mit den Großeltern, den einzigen Personen, bei denen sie sich wohlfühlt, wird von der Mutter unterbunden. Da Frau B. emotionale Zuwendung und Anerkennung entbehrt, bildet sich ihr Selbstwertgefühl nur sehr unzureichend aus. Ein Symptom dafür sind die mehrfachen Selbstmordversuche.

Bei der Entstehung des 1. Tötungsdelikts erscheint uns bedeutsam, daß Frau B. durch das mutige Eingreifen in den Streit der Kinder ihre Überlegenheit beweist und damit ihr sonst sehr schwaches Selbstwertgefühl stärkt. Dieses bricht jedoch sofort wieder in sich zusammen, als das beschützte Kind trotzig und eigenmächtig reagiert. Wieder wird sie enttäuscht. Aggressive verbale und körperliche Verhaltensweisen von seiten des Kindes führen bei ihr zu einer Überreaktion, der lebensbedrohlichen Körperverletzung.

Die im Elternhaus vorherrschenden aggressiven Muster werden hier auch von ihr übernommen. Die späteren Aggressionsdurchbrüche (Schlagen mit dem Stock) weisen auf ein Gefühl ohnmächtiger Wut hin, das nur durch frühkindliche traumatische Erlebnisse erklärt werden kann. Während der sich anschließenden 3 Jahre in der Psychiatrie fühlt sie sich ausgestoßen, ohnmächtig, entwertet, und ihr Mißtrauen steigert sich in einem solchen Ausmaß, daß es an paranoide Erlebnisverarbeitung grenzt. Eine fast schon pathologische Wahrnehmungseinengung läßt ihr nur noch einen Lösungsweg offen: das Töten ihrer Mitpatientin, die sie als Ursache all ihrer Schwierigkeiten ansieht. Das Ritual des Fesselns und Erstechens könnte ein Symbol dafür sein, daß Frau B. ihre Kontrahentin endlich „in den Griff" bekommen wollte.

Prognose

Prognostisch halten wir Frau B. wegen einer schweren Persönlichkeitsstörung für rückfallgefährdet. In einer längerdauernden Psychotherapie müßten die Selbstwertdefizite, das ausgeprägte Mißtrauen und der Umgang mit Aggressionen bearbeitet werden. Da Frau B. schon in der Haft ihre Beziehungsfähigkeit bewiesen hat durch einen konstanten vertrauensvollen Kontakt zu der sie betreuenden Sozialarbeiterin und zu einer Aufsichtsbeamtin, und da sie ein hohes Maß an Therapiemotivation zeigt, sind gute Voraussetzungen für einen therapeutischen Erfolg gegeben.

Beispiel 7: Herr St. tötet aufgrund seiner sexuell gefärbten Beziehungsproblematik 3 Frauen

Herr St., 33 Jahre, ledig (Rückfall bei schwerer Persönlichkeitsstörung und sexueller Problematik; Kategorie 2)

Herr St. wird als 12. von 15 Kindern geboren und wächst zunächst in geordnet erscheinenden Familienverhältnissen auf. Ab seiner Einschulung beginnt ein rapider Verfall der Familie. Vater und Mutter werden Trinker, die Familie landet mit noch 8 Personen in einer Zweizimmerwohnung im „Asozialenviertel". Schuleschwänzen, Betteln, Diebestouren, Heimeinweisung und Ausreißen aus dem Heim sind Charakteristika seiner Kindheit und Jugendzeit.

Mit etwa 7 Jahren will er mit einem Mädchen aus der Nachbarschaft im Kornfeld Doktorspiele machen, doch das Mädchen läuft schreiend weg. Die Mutter verhindert durch ihre Fürsprache, daß das Verhalten ihres Sohnes unangenehme Folgen nach sich zieht.

In den von Nonnen geführten Erziehungsheimen, in denen Herr St. eine lange Zeit verbringt, herrschen unpersönliche Strenge, unerklärte Verbote und Lieblosigkeit vor. Was zu Hause keiner schaffte, ihm die Haare abzuschneiden, wurde hier von den Nonnen auf radikale Art erzwungen. Immer neue Versuche, nach Hause auszureißen mißlingen; er wird sogar von seinem Bruder, der im selben Heim untergebracht ist, getrennt. Folgende Methoden kennzeichnen die rigide Erziehung: die Kinder im Heim erhalten Strafarbeiten, müssen sich in die Ecke stellen und schämen, werden eingesperrt und mit dem Rohrstock geschlagen. Als wichtige Erziehungsziele gelten im Heim äußere Sauberkeit (beim Spazierengehen dürfen sich die Kinder nicht schmutzig machen) und „innere Sauberkeit" und Anständigkeit. Die einzige Möglichkeit, eine unbekleidete Frau zu sehen, besteht darin, die Nonnen ab und zu beim Baden durch ein kleines Loch in der Tür zu beobachten. Herr St. schildert ein Ereignis, welches die Prüderie in der Erziehung verdeutlicht: eine Nonne sieht ihn und einen anderen Jungen vor dem Schlafengehen nackt im Zimmer stehen; sie verläßt schreiend den Raum und berichtet aufgeregt der Gruppenschwester diese Szene. Eine Strafverlegung der beiden Jungen in ein anderes, weniger begehrtes Zimmer ist die Folge.

Mit 17 Jahren – er ist aus dem Heim entlassen und wohnt bei seiner Schwester – hat er den ersten sexuellen Kontakt zu einem Mädchen. Er betrachtet dieses Mädchen als seine Freundin, er „geht mit ihr." Nach ca. einem Jahr erfährt er von Bekannten, daß sie auch noch andere sexuelle Beziehungen unterhält. In einer Disco sieht er, wie sie von anderen betastet und geküßt wird. Nach einer Aussprache, in der die Freundin sich bei ihm entschuldigt und ihn bittet, alles zu vergessen, kommt es zwischen beiden erneut zum Geschlechtsverkehr. Anschließend führt er ihr Papphülsen in die Scheide ein, eine Manipulation, die auch andere Liebhaber an ihr vorgenommen haben sollen. Als dabei Blut aus der Scheide fließt, „gab es einen Knacks bei mir, wie und warum, kann ich nicht sagen, auf einmal hatte ich meine Hände um ihren Hals. Als alles vorbei war, wurde ich wach und fragte mich: warum hast du das getan?"

Nach dem Verschwinden des Mädchens fällt kein Verdacht auf ihn. Im Anschluß an diese Straftat geht es mit ihm bergab. Er leidet unter Suizidphantasien, trinkt stärker, begeht Einbrüche und versucht, die Schwester seiner getöteten Freundin zu vergewaltigen, nachdem er sie vor der Belästigung durch 3 andere Männer bewahrt hatte.

Etwa ½ Jahr später verabredet er sich mit einer flüchtigen Bekannten auf der Kirmes. Sie tauschen Zärtlichkeiten aus und er will mit ihr schlafen, was sie jedoch ablehnt. Er drängt sie immer stärker und äußert dabei: „Ich habe schon mal ein Mädchen getötet". Danach verliert er die Kontrolle über sich, würgt die Frau bis zur Bewußtlosigkeit und vergeht sich an ihr. Einige Tage später wird er in der Wohnung seiner Mutter festgenommen. Herr St. erhält 10 Jahre Jugendstrafe. In der Haftanstalt erlernt er einen Beruf. Während der Haftzeit erlebt er 2mal intensivere menschliche Beziehungen, die enttäuschend enden. Er verliebt sich in die ihn betreuende Sozialarbeiterin, die jedoch auf seine Wünsche nicht eingehen kann und ihm dies auch verständlich zu machen sucht. Einige Zeit später entwickelt sich die Verbindung zu einer Kontaktfamilie, die er häufiger aufsucht. Verletzt zieht er sich zurück, als diese Familie zur Betreuung ihrer Kinder einen anderen Inhaftierten vorzieht.

Im Freigang, etwa 14 Tage vor der Bewährungsentlassung, holt er bei seiner zukünftigen Hausverwalterin, einer 68jährigen Frau, seinen Wohnungsschlüssel. Sie bittet ihn, wie vorher schon häufiger, in die Wohnung herein. Nach anfänglichem Zögern läßt er sich dazu überreden. Sie führen ein belangloses Gespräch miteinander. Als er die Wohnung verlassen will, hat er das Gefühl, sie stelle sich ihm in den Weg. „Dann ging ich auf sie zu, und in dem Moment hab' ich gedacht: Jetzt oder nie. Ich hab' sie dann direkt am Hals gepackt, hab' sie gewürgt. Wie sie besinnungslos war, hab' ich mich an ihr vergangen und hab' sie dann anschließend mit dem Messer noch erstochen."

Wegen Mordes wird Herr St. zu einer lebenslangen Freiheitsstrafe verurteilt. Alle 3 Tötungsdelikte beging er unter Alkoholeinfluß.

Psychodynamische Erklärung

Die aggressiven Delikte des Herrn St. gegen Frauen werden verständlich auf dem Hintergrund einer starken Verwahrlosungs- und Beziehungsproblematik. Seine Eltern waren weder in der Lage, Verhaltensstrukturen zu setzen noch ihren Kindern durch einfühlsames Verständnis das Gefühl von Geborgenheit und emotionaler Sicherheit zu geben. Sexuell gefärbte Phantasien, zum Teil sadistischer Prägung, entwickeln sich während des Heimaufenthalts bei den Nonnen und verfolgen ihn bis heute. Sein früh geschädigtes Selbstwertgefühl, das sich u. a. in immer wiederkehrenden Suizidabsichten äußert, findet in sexuell aggressiven Handlungen ein Ventil. Irritiert von den ihm selbst völlig unverständlichen Aggressionsdelikten versucht er zuletzt, Kontakte zu Frauen zu meiden, da er unterschwellig aggressive Durchbrüche fürchtet. (Siehe Verlauf des 3. Delikts)

Die detaillierte Entstehungsgeschichte der sexuell destruktiven Dynamik ist nur in einem psychotherapeutischen Prozeß aufklärbar. Die Täter-Opfer-Beziehung beim letzten Tötungsdelikt legt die Vermutung nahe, daß den Aggressionshandlungen eine unbewältigte Mutterproblematik zugrundeliegt.

Prognose

Sofern die Persönlichkeitsstörung des Herrn St. therapeutisch nicht bearbeitet wird, bleibt das Risiko für ungesteuerte Aggressionsdelikte gegen Frauen bestehen.

Beispiel 8: Herr Sch. begeht unter Alkoholeinfluß Totschlagsversuche an 2 Männern

Herr Sch., 36 Jahre, ledig (Rückfall eines Alkoholikers, der zu aggressiven Reaktionen neigt; Kategorie 3)

Herr Sch. wächst als Einzelkind auf. Der Vater, Chemiefacharbeiter, ist „total verkommen": er trinkt, begeht Einbrüche und gibt viel Geld für Barbesuche und für Frauen aus. Der Vater stirbt in der JVA, als Herr Sch. 6 Jahre alt ist. In seiner Erinnerung herrscht das Bild eines aggressiven Vaters vor, der die Mutter und ihn oft verprügelt.

Die Mutter muß arbeiten gehen, ansonsten lebt die Familie von Sozialhilfe. Einige Zeit nach dem Tod des Vaters nimmt die Mutter einen neuen Lebensgefährten in die Wohnung auf. Mit ihm hat sich Herr Sch. nie gut verstanden.

Die Schule durchläuft er bis zum Abschluß, für den Realschulbesuch fehlt das Geld. Die Lehrausbildung beginnt er überstürzt, er hätte gern eine Feinmechanikerlehre angefangen, das klappt aber nicht gleich; der Lebenspartner seiner Mutter drängt auf Entscheidung. Er beginnt als Anlernling in einem Kohlekraftwerk, geht später zur Eisenbahn und macht eine Lokführerausbildung. 12 Jahre lang wechselt er die Arbeitsstelle nicht. Das Arbeiten macht ihm Spaß und ist der einzige Halt für ihn. Er sagt von sich: „Ich bin sehr verantwortlich, sehr geschätzt; wenn ich was anfange, ist das okay."

Das Verhältnis zum Partner der Mutter entwickelt sich problematisch. Er und die Mutter werden, wie bei seinem Vater, geschlagen. „Das wurden jahrelange Querelen. Meine Mutter hat sich zwischenzeitlich ein Haus gekauft usw. Jetzt fing also die Quälerei von ihm an. Er wollte mich raushaben, er wollte also alles quasi einsacken. Auf die krumme Tour wollte der mich abspeisen. Er hatte zu sagen, und er wollte eben abkassieren."

Freunde hat Herr Sch. praktisch keine; mit Arbeitskollegen verkehrt er nur sehr selten: „An sich bin ich nicht der Typ, der irgendwie Kontakte braucht. Ich setze mich lieber zu Hause hin und lese in Fachbüchern." Seine bisher einzige Freundin, die er von Kindheit an kennt, mit der er auch seine erste intime Beziehung aufnimmt und die er heiraten will, verunglückt mit 18 Jahren tödlich. Dieser Verlust trifft in existentiell. Mit 20 Jahren verläßt er die elterliche Wohnung. Er besitzt ein Motorrad und gerät in „die falsche Clique". Ab da beginnt er zu trinken und bleibt ab und zu dem Betrieb fern. Er lernt eine gleichaltrige Frau kennen, die ständig betrunken ist, wenn sie sich treffen. In der Clique wird nur der akzeptiert, der „jede Menge Sprit schlucken kann". Schlägereien gehören zur Tagesordnung. Er trennt sich jedoch von seiner alkoholabhängigen Freundin und fängt sich wieder.

Er trifft seine Mutter in der Stadt, sie lädt ihn ein, wieder nach Hause zu ziehen, was er auch tut. „Meine Mutter, die wollte das. Ich bin Einzelkind, sie hing ewig an mir. Die hat alles für mich gemacht. Die konnte das irgendwie nicht mitansehen, wie ich da rumlief. Ich hatte mir die Haare langwachsen lassen, lief also ziemlich ungepflegt in der Gegend rum. Da bin ich also daraufhin 2 Monate nach Hause gezogen."

In dieser Zeit kommt Herr Sch. eines abends betrunken nach Hause. „Ich hab nicht direkt die Schlüssel zu meiner Wohnung gefunden und hab also ziemlich laut nach dem Schlüssel gesucht und so weiter. Und meine Mutter, die stand also aus dem Bett auf, und ich hatte also ewig was vermutet, daß da zwischen diesen beiden da was gelaufen ist, sexuell, wollte das aber irgendwie nicht wahrhaben, denn das ist meine Mutter und das ist ein fremder Mann für mich gewesen." Herr Sch. beschimpft die Mutter, es kommt zur Schlägerei mit dem Lebensgefährten, dem er einen Messerstich versetzt. Der Verletzte wird ins Krankenhaus gebracht.

Herr Sch. wird nicht in Untersuchungshaft genommen, sondern er kann seiner Arbeit weiter nachgehen. Aus Scham wohnt er nicht mehr zu Hause sondern in einem Zelt im Wald, bis er später von seiner Arbeitsstelle eine Wohnung zugewiesen bekommt. Er erhält zunächst wegen versuchten Totschlags, später wegen vorsätzlichen Vollrauschs 2 Jahre Haft, die zur Bewährung ausgesetzt werden. Während der 3jährigen Bewährungszeit soll er sich einer Alkoholtherapie unterziehen. Er unternimmt in dieser Richtung nichts, er denkt „das sind alles so kaputte Säufer und Penner, da gehst du nicht hin." Sein

Alkoholabusus jedoch wird immer stärker, er ist des Lebens überdrüssig und unternimmt 2 Suizidversuche. Der für ihn zuständigen Sozialarbeiterin gelingt es, ihn von der Notwendigkeit einer körperlichen Entgiftung und einer anschließenden mehrmonatigen Entwöhnungsbehandlung zu überzeugen. In dieser Zeit lernt er eine ebenfalls alkoholkranke Frau kennen, mit der er nach Abschluß der Therapie zusammenzieht, in der Annahme, beide hätten sich genügend stabilisiert. Der Neubeginn sieht verheißungsvoll aus, auch seine Mutter unterstützt ihn. Doch nach ca. 4 Wochen beginnt die Bekannte wieder zu trinken. Dadurch überwirft er sich mit seiner Mutter, seine Partnerin schickt er weg und kommt selbst, zunächst nach dem Versuch, kontrolliert zu trinken, wieder in die Abhängigkeit. Genau dasselbe Muster wiederholt sich bei einer neuen Kur:

Er lernt wieder eine Alkoholikerin kennen, mit der er nach dem Landeskrankenhausaufenthalt gemeinsam eine Wohnung nimmt. Beide fangen wieder an zu trinken. Bei einer ihrer „Sauftouren" kommt es auf dem Nachhauseweg zu einem Streit mit einem jungen Mann. Herr Sch. fühlt sich durch bedrohende Äußerungen des Fremden provoziert. Die Bekannte tritt den Mann, der läßt sich das nicht gefallen und will sie schlagen. Herr Sch. sticht dem Mann mit seinem Taschenmesser in den Bauch.

Sein Blutalkoholgehalt zur Tatzeit betrug 3 ‰. Wegen versuchten Totschlags erhält er 5 ½ Jahre Freiheitsstrafe. Da dieses Delikt sich innerhalb der Bewährungszeit ereignete, beträgt die insgesamt zu verbüßende Strafe 7 ½ Jahre.

Psychodynamische Erklärung
Für die Entstehung der beiden Tötungsdelikte des Herrn Sch. sind sowohl der unkontrollierte Alkoholkonsum wesentlich als auch eine aggressive Handlungsbereitschaft, die er durch Modelle in der Kindheit erworben hat. Beim Versuch, den Lebenspartner seiner Mutter zu töten, wird zusätzlich ein klassischer ödipaler Konflikt deutlich. Seit Jahren rivalisierte Herr Sch. mit dem neuen Lebenspartner um die Zuwendung der Mutter. Den Grad der Intimität zwischen Mutter und Lebenspartner kann er nicht weiter verleugnen. Er fühlt sich zutiefst gekränkt, und unter der enthemmenden Wirkung des Alkohols kommt es zu einem aggressiven Durchbruch. Auch beim 2. Tötungsdelikt führt die starke Alkoholisierung zu einem unkontrollierten Durchbruch aggressiver Impulse. Auffallend ist, daß die Tat ausgelöst wurde, weil eine ihm nahestehende Frau bedroht wurde, eine Tatsache, die die besonder Bedeutung von Frauen im Leben des Herrn Sch. beleuchtet: bis zum 24. Lebensjahr kehrt er immer wieder zur Mutter zurück. Nach dem Tod seiner 1. Freundin beginnt sein Alkoholmißbrauch. Nach der Entlassung aus der Alkoholentwöhnung zieht er beide Male mit einer Frau zusammen, und jedesmal verleitet die Frau ihn wieder zum Trinken.

Herr Sch., der im allgemeinen auch nach Alkoholgenuß ein friedliches Verhalten zeigt, reagiert nur dann aggressiv, wenn spezifische, lebensgeschichtlich besonders bedeutsame Themen berührt werden. Um welche Themen es sich hier im einzelnen handelt, könnte in einem längeren therapeutischen Prozeß geklärt werden.

Prognose
In diesem Fall hängt die Prognose in erster Linie vom Ergebnis einer Alkoholentwöhnung ab. Herr Sch. ist motiviert, sich erneut einer Behandlung zu unter-

ziehen. Er glaubt jedoch, daß eine dauerhaufte Alkoholabstinenz nur bei intensiver Nachbetreuung im Anschluß an die stationäre Therapie möglich ist. Insbesondere wegen seiner leichten Verführbarkeit hält er die Stütze für notwendig. Da Herr Sch. im beruflichen Bereich über lange Jahre hin ein hohes Maß an Stabilität bewiesen hat, sind auch wir der Meinung, daß – wenn diese Nachbetreuung über einen längeren Zeitraum gewährleistet ist – gute Aussichten für einen Therapieerfolg bestehen. Günstig würde sich darüber hinaus noch auswirken, wenn es Herrn Sch. möglich wäre, seine Beziehung zu Frauen therapeutisch zu bearbeiten. Vielleicht könnte ihm auf diesem Wege eine Kontrolle über die aggressionsauslösenden Situationen gelingen.

Beispiel 9: Frau E. tötet aus einer sich verschärfenden familiären Konfliktsituation heraus 2 alte Frauen

Frau E., 40 Jahre, geschieden (Rückfall einer sozial und psychisch überlasteten Konflikttäterin; Kategorie 4)

Frau E. entstammt einer Handwerkerfamilie mit 3 Kindern. Sie hat eine 1 Jahr ältere Schwester und einen 2 Jahre jüngeren Bruder. Der Vater arbeitet als Schleifer, die Mutter als Friseuse; der Haushalt wird sehr ordentlich geführt, nur manchmal gibt es finanzielle Sorgen. Die Eltern vertragen sich gut, an Streitereien innerhalb der Familie vermag sich Frau E. nicht zu erinnern.

Nach Abschluß der Volksschule, die sie mit durchschnittlichen Leistungen ohne Schwierigkeiten durchläuft, beginnt Frau E. eine kaufmännische Lehre, beendet diese erfolgreich und arbeitet anschließend in der Lehrfirma mit fester Anstellung.

Im Alter von 20 Jahren wird sie ungewollt schwanger von einem 25jährigen Fernfahrer, den sie erst kurze Zeit kennt. Er ist der 1. Mann, mit dem sie sexuellen Kontakt hat. Frau E. erklärt dazu, daß Sexualität in ihrer Familie zu den Tabuthemen zählte und sie deswegen in keiner Weise aufgeklärt worden sei. „Die Schwangerschaft war Schicksal." Frau E. heiratet den Fernfahrer; nach der Geburt einer Tochter gibt sie ihre Arbeit auf und zieht mit ihrem Mann und dem Kind in eine Notunterkunft (1 Raum). Der Mann ist als Fernfahrer häufig unterwegs. Nach einigen Jahren verschlechtert sich die eheliche Beziehung. Der Ehemann geht fremd, trinkt vermehrt Alkohol und schlägt mehrmals seine Ehefrau und auch das Kind. Oft verläßt Frau E. zitternd vor Angst mit dem Kind das Haus, bis der Ehemann sie endgültig aus der Wohnung treibt, indem er ein neues Schloß anbringt und die Wohnung damit für sie unzugänglich macht. Sie zieht mit ihrer 10 Jahre alten Tochter zu einem neuen Freund, einem sehr fleißigen Dreher, der Junggeselle und 7 Jahre jünger als sie ist. Anfangs verträgt sich der Freund auch gut mit ihrer Tochter. Das ändert sich, als ein Jahr später eine 2. Tochter geboren wird, die der Vater eindeutig bevorzugt. Als diese Tochter 3 Jahre alt ist, heiraten die Eltern. Auch der 2. Mann beginnt zu trinken, bleibt nachts öfter aus und schlägt seine Stieftochter häufig und so heftig, daß sie mit blauen Flecken übersät ist. Wenn er betrunken ist, schlägt er auch seine Frau. Er verbraucht viel Geld für sich, insbesondere für Barbesuche. Um die finanzielle Not zu lindern, geht Frau E. putzen. Trotz der sich immer mehr verschärfenden ehelichen Spannungen, hängt Frau E. an ihrem Mann. In Gesellschaft kann er ausgesprochen charmant sein, er ist ihr immer treu, und nach jeder tätlichen Auseinandersetzung tut diese ihm leid, und er entschuldigt sich. Zu ihren beiden Ehen sagt Frau E. heute: „Ich habe damals zu allem Ja und Amen gesagt, das war sicher ein Fehler. Ich war quasi beiden Männern hörig. Ich hätte mich nicht wehren können."

Die finanziellen Belastungen werden immer stärker, die Miete muß bezahlt werden, die Kinder wollen versorgt sein, und Herr E. schiebt die Verantwortung auf seine Ehefrau ab. Sie ist für den Haushalt zuständig, sie soll Geld beschaffen. Frau E. fühlt sich überfordert, sie weiß keinen Ausweg mehr. Das Auto des Mannes muß in die Werkstatt. Er sagt: „Wenn du kein Geld heranschaffst für die Reparatur, kann ich nicht mehr zur Arbeit fahren". Da fällt ihr die alte Frau aus dem Haus gegenüber ein, für die sie ab und zu einkaufen geht. Sie kämpft längere Zeit mit sich, geht dann, als sie keinen anderen Ausweg sieht, in die Wohnung der alten Frau, wirft ihr einen schweren Kristallteller an den Kopf, um sie bewußtlos zu machen, würgt sie und nimmt einen Geldbetrag von etwa 800,– Mark an sich. Niemand hätte Frau E. diese Straftat zugetraut. Sie bleibt als Täterin unentdeckt. Auch ihrem Mann verheimlicht sie diese Tat.

Ein Jahr später, im Februar 1981, gerät Frau E. in eine ähnliche, für sie unlösbare Konfliktlage. Der Ehemann, den sie weiterhin sehr liebt, vergeudet immer mehr Geld. Auf ihre Vorwürfe reagiert er nur trocken mit der Äußerung: „Wenn dir das nicht paßt, kannst du ja mit deiner Tochter ausziehen." Sie geht zu einer über 70 Jahre alten Frau, die im selben Haus wohnt wie sie, nimmt sie in den Schwitzkasten, erwürgt sie und sticht ihr noch mit der Schere in den Brustkorb. Sie ist erstaunt darüber, daß sie zu einer solchen Handlung fähig ist: „Früher habe ich mich nie gewehrt, auch als Kind nie". Die Tat wird bald entdeckt und Frau E. inhaftiert. In der Untersuchungshaft begeht sie 3 Suizidversuche. Das Gericht verurteilt sie 1982 zu einer lebenslangen Freiheitsstrafe.

Das Gespräch über ihre Lebensgeschichte beendet sie mit den charakteristischen Worten: „Mit der Tat habe ich nicht für mich gesorgt, sondern für die Familie. Ich habe meine Kinder nie vernachlässigt, auch meinen Mann nicht, hab' ihm noch nachts was zu essen gemacht, hab' auch meine Wohnung nie vernachlässigt."

Sie fühlt sich trotzdem schuldig und findet eine Strafe gerecht, allerdings kann sie sich mit der lebenslangen Inhaftierung nicht abfinden. Sie ist fest davon überzeugt, daß ihr eine solche Straftat niemals mehr passieren könnte. Ihren größten Fehler sieht sie darin, daß sie sich in ihrer familiären Konfliktsituation keinem Menschen anvertraut hat, sondern ihre Probleme allein lösen wollte.

Psychodynamische Erklärung

Entscheidend für die Entstehung der beiden Tötungsdelikte ist die spezifische Sozialisation von Frau E., in der Frauen die Verantwortung für das Funktionieren des Haushalts und das emotionale Klima in der Ehe zugeschrieben wird. Weil sie Störungen des häuslichen Friedens als eigenes Versagen erlebt, bemüht sie sich mit allen Mitteln um eine Wiederherstellung der Harmonie. Aus dem behüteten, sehr geordneten, Sexualität tabuisierenden Elternhaus wird sie durch die ungewollte Schwangerschaft abrupt herausgerissen. Zehn Jahre lang hält sie an der immer schwieriger werdenden ersten Ehe fest; ihr gelingt es nicht, trotz vieler Schläge und Demütigungen, ihren Mann zu verlassen. Als er sich von ihr trennt, beginnt sie übergangslos eine Beziehung mit dem nächsten Mann. Dasselbe Muster wiederholt sich, jedoch mit einer verschärften Auflage: Diese 2. Ehe darf nicht scheitern. Offenbar definiert sich ihr Selbstwertgefühl weitgehend durch die Beziehung zu einem Mann und durch eine intakte Familie. Als in der ausweglosen finanziellen Notlage der Familie eine Lösung von Frau E. erwartet wird, entsteht für sie ein Handlungszwang. Um ihre Familie, ihren Lebensinhalt zu retten, überwindet sie die bei ihr tief verankerten Aggressionshemmungen und tötet 2 Menschen. Jahrelang hat sie die Aggressionen ihrer Partner wehrlos erduldet. Frustrationen und Demütigungen führten zu einem hohen Maß an aufgestauter Wut, die sie nicht gegen deren Verursacher, ihren Ehemann richten kann, weil sie fürchtet, ihn zu verlieren.

Stellvertretend brechen ihre Aggressionen gegenüber 2 „Ersatzobjekten", wehrlosen Frauen, durch. Die beiden Tötungshandlungen dienen einerseits als Lösungsversuch existentieller familiärer Probleme, andererseits entladen sich in ihnen verdrängte aggressive Impulse.

Prognose

Noch heute, 5 Jahre nach den Taten, ist Frau E. völlig unbegreiflich, daß sie zu solchen Handlungen in der Lage war. Dennoch vermag sie die situativen Bedingungen, aus denen heraus sich die Delikte entwickelt haben, sehr gut zu analysieren. Ihr ist bewußt, wie sie in Zukunft das Eskalieren ähnlicher Konfliktlagen vermeiden könnte. Sie betont, daß sie auf keinen Fall wieder so überstürzt eine Partnerschaft eingehen wird und daß sie beim Auftreten neuer Konflikte mit ihr vertrauten Personen darüber sprechen will. Das Geheimhalten und „Unter-den-Teppich-Kehren" von Schwierigkeiten zählt sie nicht mehr zu den für sie gültigen Werten; dagegen findet sie den Austausch mit Freunden über Probleme legitim und hilfreich. Darüber hinaus hält sie es für wichtig, körperliche und seelische Unterdrückung nicht mehr duldend hinzunehmen, sondern sich dagegen zur Wehr zu setzen.

Wenn Frau E. diese Erkenntnisse nach der Haftentlassung umsetzt, halten wir ein erneutes Aggressionsdelikt für unwahrscheinlich. Eine Gruppe, z. B. eine Frauengruppe, die ebenfalls mehr Offenheit und Selbstbestimmtheit anstrebt, könnte Frau E. bei ihrem Bemühen, ihr Verhalten zu ändern, unterstützen.

Beispiel 10: Herr V. begeht in einer schweren psychischen Belastungssituation einen Raubüberfall und tötet in Panik einen Geldboten

Herr V., 38 Jahre, geschieden (laut Gerichtsurteil rational planender Täter, Kategorie 5, aufgrund unserer Beurteilung Affekttat auf dem Hintergrund einer sozialen und psychischen Überlastung, Kategorie 4).

Herr V. ist im deutschsprachigen Ausland geboren und aufgewachsen. Der Vater arbeitet als Bahnbeamter, die Mutter teils als Verkäuferin, teils als Hausfrau. Bis zum 13. Lebensjahr lebt der Sohn als Einzelkind in der Familie, dann wird seine Schwester geboren. Er erlebt seine Kindheit als glücklich. Als Kind hat er immer Freunde, und sowohl mit der Schwester als auch mit den Eltern versteht er sich bis heute gut.

Die Schule bewältigt er ohne Schwierigkeiten, er bezeichnet sich als unauffälligen Schüler. Nach der Schulentlassung beginnt er eine Lehre als Werkzeugmacher, die er erfolgreich abschließt. Bis zu seinem 34. Lebensjahr arbeitet er regelmäßig. Arbeit nimmt einen hohen Stellenwert in seinem Leben ein.

Im Alter von 18 Jahren heiratet er eine gleichaltrige Freundin, da sie von ihm schwanger ist. Auch unter dem moralischen Druck der Umwelt fühlt er sich zur Heirat verpflichtet. 1966 wird der 1. Sohn, 1973 der 2. Sohn geboren. Finanzielle Probleme gibt es nicht, da Herr V. gut verdient, allerdings treten bereits vor der Geburt des 2. Kindes eheliche Spannungen auf. Herr V. investiert viel Zeit und Energie in seinen beruflichen Aufstieg (als Maschinenbautechniker), seine Frau fühlt sich vernachlässigt und allein gelassen. Er arbeitet gern, unternimmt zahlreiche berufsbedingte Auslandsreisen, aber entfremdet sich mehr und mehr von seiner Frau. Sie wirft ihm seine Arbeitssucht vor, genießt jedoch die finanziellen Annehmlichkeiten. An seinen beiden Kindern hängt Herr V. sehr stark. Er hofft, daß seine Frau nach der Geburt des 2. Kindes zufriedener wird, da sie mehr Beschäftigung hat. Heute sagt Herr V., er habe 15 Jahre zu früh geheiratet. Er erkannte damals nicht, daß seine Frau nicht zu ihm paßte. Er hält sie für unselbständig, passiv und zu wenig kreativ. Im Laufe der Ehe nimmt der Streit zu, und man spricht von Scheidung. Die Auseinandersetzungen eskalieren manchmal bis zu Tätlichkeiten, wenn die Grenze dessen erreicht ist, was er ertragen kann. Insbesondere infolge einer übersteigerten Eifersucht seiner Frau kommt es zu dramatischen Szenen. Wegen der Kinder schiebt er die Trennung von der Familie immer wieder hinaus. 1980, als der jüngste Sohn 7 Jahre alt ist, nimmt er sich eine eigene Wohnung und besucht nur noch einmal wöchentlich seine Kinder. Herr V., für den Arbeit immer eine große Bedeutung hatte, verstärkt sein berufliches Engagement. Er macht sich selbständig und gründet eine große Baufirma. Hiermit erfüllt er sich einen langjährigen Traum. Nachdem das Geschäft anfangs floriert, läuft alles schief, was nur schiefgehen kann. Mit dem Auftragsbestand hat er sich total übernommen und, bedingt durch die Hochzinspolitik, geht die Firma 1981 in Konkurs. Da er seine Firma um jeden Preis retten will, läßt er sich zu einer betrügerischen Manipulation verleiten. Die Angelegenheit fliegt auf, und Herr V. verläßt sein Geburtsland, um sich der Strafverfolgung zu entziehen. In Deutschland unterstützen ihn einige Freunde, so daß er überleben kann. Er fühlt sich total auf dem Nullpunkt. Arbeit hat früher immer sein Selbstwertgefühl bestimmt, nun kann er offiziell keine Arbeit annehmen, da er sich noch immer auf der „Flucht" befindet.

In dieser Zeit trifft er die Frau, von der er sagt: „Es war die Frau, die ich schon immer wollte, eine feminine Emanze." Sie ist 12 Jahre jünger als er, Krankenschwester und lebt allein. Die beiden ziehen zusammen, und in ihm wächst der Wunsch nach einem neuen Lebensanfang. Als Kaufmann ist ihm bewußt, daß er für einen neuen Start ein gewisses Kapital braucht, und in dieser Phase entsteht die Phantasie, den gegenüberliegenden Supermarkt zu überfallen. Er sagt dazu heute: „Es gibt Situationen, wo auch halbwegs intelligente Leute entscheidende Fehler machen. Es muß aus dem Wechselbad der Gefühle entstanden sein: Gleichgültigkeit gegenüber allem und der brennende Wunsch, ganz von vorn anzufangen."

An einem hellen Nachmittag hält er dem Geldboten des Supermarktes auf der Straße eine Pistole unter die Nase, in der Hoffnung, daß dieser ihm die Tageseinnahme übergibt. Er plant, mit dem Geld in ein einige hundert Meter entferntes Taxi zu steigen, in dem seine Freundin sitzt, und dann mit dem Taxi zu Bekannten zu fahren. Alles verläuft anders als geplant. Der Geldbote verweigert die Herausgabe des Geldes und greift ihn an. Es kommt auf offener Straße (bei zahlreichen Zeugen) zu einem Gerangel. Herr V. gerät in Panik und feuert das ganze Magazin auf den Geldboten ab. Mit dem Geldsack, die Pistole offen in der Hand haltend, läuft er zum Taxi. Der Taxifahrer hat die Schüsse gehört, und kurz darauf werden Herr V. und seine Freundin verhaftet. Herr V. erklärt sein Verhalten so: „Als der Geldbote mich angriff, muß bei mir eine Sicherung durchgebrannt sein. Ich erinnere mich danach an nichts mehr, es war wie ein Filmriß. Erst vom Gutachter weiß ich, daß ich 7- bis 9mal geschossen haben muß."

Der Taxifahrer sagt später im Gerichtsverfahren aus, Herr V. habe im Taxi geäußert: „Ich wollte es nicht, aber ich konnte nicht anders." Von dieser Äußerung distanziert sich Herr V. Er kann sich nicht daran erinnern.

Wegen Mordes in Tateinheit mit schwerem Raub wird Herr V. zu einer lebenslangen Freiheitsstrafe verurteilt. Seine Freundin erhält wegen Mittäterschaft zu einem Raub mit Todesfolge 12 Jahre Freiheitsstrafe.

Psychodynamische Erklärung

Das Gericht bezeichnet die Straftat des Herrn V. als rational geplantes Tötungsdelikt aus niedrigen Beweggründen. Dabei berücksichtigt es weder die soziale Lage noch die psychische Situation des Täters. In den beiden existentiell wichtigen Bereichen Familie und Arbeit ist Herr V. total gescheitert. Anfangs versucht er noch eine Zeitlang, mit beruflichem Engagement familiäre Mißerfolge zu kompensieren. Er fixiert sich jedoch so stark auf den Erfolg seiner Firma, daß er den Bezug zur Realität verliert. Ratlos steht er vor dem wie eine Seifenblase zerplatzten Traum von Unabhängigkeit und Selbständigkeit. Er läßt sich auf eine illegale finanzielle Manipulation ein, und nun beginnt sein sozialer Abstieg: Er lebt im Untergrund und ist abhängig von finanziellen Zuwendungen seiner Freunde. Diese Umstände treffen gerade ihn, der auf seine Autonomie besonders bedacht ist, in seinem Selbstwertgefühl hart. Er grübelt ständig über einen Ausweg nach, über eine Beendigung dieser bedrückenden Lage.

Als er die Freundin kennenlernt, gerät er unter starken inneren Druck, eine konkrete Lösung zu finden. Das Bedürfnis nach einem neuen Lebensanfang steht in starkem Kontrast zu seinen realen Möglichkeiten. In seiner Verwirrung versteift er sich auf einen Plan, Geld zu beschaffen, den er als rational denkender Kaufmann mit klarem Kopf niemals entwickelt hätte. Bis heute bleibt ihm seine Straftat rätselhaft: „Ich hatte damals einen verwirrten Kopf. Ich hätte den Tod des Geldboten niemals bewußt in Kauf genommen. Ein Menschenleben zählt für mich viel zu sehr, es ist für mich das wichtigste überhaupt." Daß er auf den Mann geschossen hat, vermag er sich nur als Panikreaktion auf das völlig unerwartete Verhalten des Geldboten zu erklären. Daß er sich an die Schüsse nicht erinnert, kann auf nachträgliche Verdrängung einer innerlich nicht akzeptierten Handlung hinweisen oder auch auf einen zur Tatzeit hochgradigen Affekt, gemischt aus Angst und Wut: Angst vor dem ihn unerwartet körperlich angreifenden Mann, Wut, weil dieser durch sein Verhalten alle seine Hoffnungen auf einen neuen Lebensanfang zerstört. Diese Wut ist seinem Bewußtsein nicht zugänglich, wie das Gespräch über den Tatablauf zeigt. Das Übermaß seiner Gegenwehr (er feuert das ganze Magazin der Pistole leer) weist darauf hin, daß unbewußte aggressive Impulse zum Durchbruch kommen.

Das Gericht berücksichtigt in seinem Urteil die sozialen und psychischen Bedingungen der Tatentstehung überhaupt nicht. „Das Gericht ist überzeugt, daß der Angeklagte, nachdem sich der 1. Schuß möglicherweise unbewußt gelöst hatte, die weiteren Schüsse bewußt auf B. abgegeben hat, um diesen zu töten ... Seinen absoluten Vernichtungswillen demonstriert er durch das pausenlose Betätigen des Abzugshebels bis zum Leerschießen der Waffe ... Die inkriminierte Handlung ist ein Rationaldelikt, mit dem der Proband sein berufliches und eheliches Scheitern überwinden will ... Es liegen keinerlei Umstände in seiner Person und in seiner Tat vor, die eine mildere Bestrafung vertretbar erscheinen lassen könnten."

Das Tötungsdelikt des Herrn V. halten wir nicht für eine rational geplante Straftat sondern für eine Affekttat auf dem Hintergrund einer 2 Jahre lang bestehenden sozialen und psychischen Überlastungssituation.

Prognose
Für rückfallgefährdet halten wir Herrn V. nur dann, wenn ihn eine ganz ähnliche Situation existentiellen Zusammenbruchs trifft, in der er sich gleichzeitig durch emotionalen Druck unter einem Handlungszwang fühlt. Herr V. äußert dazu, daß er aus diesen dramatischen Ereignissen gelernt habe („prinzipiell mache ich Fehler nur einmal") und sich nie mehr in eine solche Abhängigkeit wie zur Zeit der Flucht aus seinem Geburtsland begeben werde. Er hält sich für ziemlich willensstark und glaubt, daß er sich aufgrund seiner qualifizierten Ausbildung eine Existenz mit legalen Mitteln aufbauen kann. Mut zu einer solchen Überlegung gibt ihm die Beziehung zu seiner Freundin, die weiter zu ihm steht.

Trotz der geringen Wahrscheinlichkeit für eine erneute, vergleichbar massive existentielle Krisensituation halten wir es für notwendig, daß Herr V. nach seiner Entlassung Kontakt zu einer Betreuungsperson hält, die ihn darauf aufmerksam macht, wenn sich eine bedeutsame Konfliktsituation anbahnt, die seinen Bezug zur Realität bedroht.

4.4.3 Vergleich einer Gruppe von 66 Rückfalltätern mit einer Kontrollgruppe von Einmaltätern

Aus der Gruppe der Rückfalltäter konnten wir 66 Personen mit Einmaltätern parallelisieren, deren Urteile wegen eines Tötungsdelikts 1969 rechtskräftig geworden waren. Wir wählten die Kontrollgruppe bewußt aus den Urteilen von 1969 aus, da die Wahrscheinlichkeit bestand, daß sich ein großer Teil der in jenem Jahr verurteilten Personen bereits seit längerer Zeit wieder in Freiheit befindet und wir kontrollieren konnten, ob ein Rückfall bis zum Jahre 1982 zu verzeichnen war. Parallelisiert haben wir nach folgenden Kriterien: Alter, Geschlecht, Berufsausbildung, Beruf zur Zeit der Tat und Vorstrafen vor dem 1. Tötungsdelikt. Unterschiede erwarteten wir in den Variablen soziale Vorgeschichte, psychiatrische Diagnose und psychologische Beurteilung.
Anmerkung: In den folgenden Berechnungen variiert die Zahl der Fälle leicht, da einige wegen Mangel an Informationen nicht einzuordnen waren.

Vergleich der sozialen Vorgeschichte
Die soziale Vorgeschichte der Rückfalltäter ist hochsignifikant ungünstiger als die der Einmaltäter. (Die soziale Vorgeschichte, d. h. die frühkindliche Entwicklung der Täter, wurde nach den auf S. 13 dargestellten Kriterien eingestuft.)

Täterkategorie	Soziale Vorgeschichte			
	unauffällig	ungünstig	sehr ungünstig	Gesamt
Rückfalltäter	10	21	26	57
Einmaltäter	15	41	7	63
Gesamt	25	62	33	120

$x^2 = 18,0331$; df = 2; p < 0,01

Vergleich hinsichtlich der psychiatrischen Diagnose

Teilt man die psychiatrische Begutachtung der Täterpersönlichkeiten in die groben Kategorien „gesund" und „psychisch krank" ein, so finden sich in der Gruppe der Rückfalltäter tendenziell mehr psychisch kranke Personen als in der Gruppe der Einmaltäter, allerdings erreicht dieser Trend nicht das statistische Signifikanzniveau (p = 0,10).

Vergleich hinsichtlich der psychologischen Beurteilung

Folgt man stärker psychodynamischen Kriterien, so müssen dem Bereich der psychisch kranken Täter im umfassenden Sinne deutlich mehr Personen zugeordnet werden als nach psychiatrischer Klassifizierung. Klinische Psychologen subsumieren insbesondere eher schwere neurotische Persönlichkeitsstörungen und ein eindeutig süchtiges Verhalten mit Anzeichen von Kontrollverlust unter den Begriff „psychisch krank". Sie verbinden damit die Vorstellung, daß für die Patienten Psychotherapiemaßnahmen notwendig sind. Nimmt man diese Einteilung nach psychologischen Kriterien vor, so finden sich bei den Rückfalltätern hochsignifikant mehr psychisch Kranke als in der Gruppe der Einmaltäter.

Täterkategorie	Persönlichkeit		
	gesund	psychisch krank	Gesamt
Rückfalltäter	8	52	60
Einmaltäter	44	7	51
Gesamt	52	59	111

$x^2 = 58,8548$; df = 1; p < 0,001

4.4.4 Vergleich der Gesamtgruppe von 750 Einmaltätern mit der Gesamtgruppe von 108 Rückfalltätern

Um die Unterschiede dieser beiden Personengruppen auf einer breiteren Basis zu überprüfen, führten wir, über die Analyse der beiden Parallelstichproben von je 66 Delinquenten hinausgehend, einen Vergleich zwischen unserer gesamten

Zusammenfassung und Analyse   65

Gruppe der Einmaltäter aus den Jahren 1969 und 1981 (bereinigt von den Rückfalltätern) und der gesamten Gruppe der von 1976 bis 1982 erfaßten Rückfalltäter durch. Insgesamt gingen 26 psychosoziale Merkmale pro Person in die statistischen Operationen ein (Auflistung der Merkmale s. S. 12 und 13).
Zwei Ergebnisse bestätigen die zuvor bereits an der kleinen Parallelgruppe nachgewiesenen Zusammenhänge:
1) Rückfalltäter haben sehr signifikant häufiger eine ungünstige soziale Vorgeschichte als Einmaltäter.
2) Rückfalltäter sind sehr signifikant häufiger psychisch krank, Einmaltäter häufiger sozial und psychisch überlastet.

Weitere interessante Befunde aus diesem Vergleich der beiden Gruppen:
— Rückfalltäter sind häufiger ledig, in ihrer Berufsausbildung ungelernt und zur Zeit der Straftat häufiger arbeitslos.
— Unter den Vorstrafen der Rückfalltäter finden sich häufiger Körperverletzungsdelikte, Raub und Sexualdelikte.
— Die Opfer der Rückfalltäter sind häufiger Unbekannte und flüchtig bekannte Personen, seltener Intimpartner und Verwandte.
— Rückfalltäter töten häufiger mehrere Personen bei einem Delikt.
— Rückfalltäter begehen ihre Tötungsdelikte signifikant häufiger unter Alkohol- und Drogeneinfluß.
— Suizidversuche kommen bei Rückfalltätern häufiger vor als bei Einmaltätern.
— Im Hinblick auf die Tatmotive ergeben sich deutliche Unterschiede zwischen den beiden Gruppen: unter den Einmaltätern finden sich fast 4mal so viele Konflikttäter wie unter den Rückfalltätern, d. h. für 23 % der Einmaltäter ist das Tötungsdelikt in erster Linie der Lösungsversuch einer sozialen bzw. psychischen Überlastungssituation gegenüber 6 % bei den Rückfalltätern.
Bezüglich der Motivlage „rational planend" besteht kein Unterschied zwischen den beiden Gruppen; sie kommt hier wie dort relativ selten vor (Einmaltäter 7 %, Rückfalltäter 9 % laut psychologischer Beurteilung).

4.4.5 Zusammenfassung und Analyse der Ergebnisse

Ziel unserer Untersuchung war es, für Personen, die ein Tötungsdelikt begangen haben, prognostische Kriterien zu entwickeln und geeignete Maßnahmen vorzuschlagen. Den wesentlichsten Beitrag hierzu liefern die Ergebnisse unserer Rückfallstudie, die wir im folgenden kurz zusammenfassen:

Beschreibung der Gruppe von 108 Rückfalltätern
Die Rückfalltäter sind ganz überwiegend männlichen Geschlechts und gehören der Altersgruppe von 20 – 40 Jahren an. Sie leben zu 90 % allein, verfügen über keine spezifische Berufsausbildung, und fast jeder 2. ist arbeitslos. Die soziale

Vorgeschichte verlief häufig sehr ungünstig. Die meisten Tötungsdelikte werden unter Alkoholeinfluß begangen. In 66 % der Fälle gehört das Opfer dem Bekanntenkreis und der Familie des Täters an.

In der psychiatrischen Begutachtung werden 60 % als vermindert schuldfähig eingestuft und 40 % als voll schuldfähig. Bei 25 % der Täter konnten in der Lebensgeschichte ein Selbstmordversuch oder gar mehrere nachgewiesen werden. Die Gerichte verhängten in 25 % der Fälle eine lebenslange Freiheitsstrafe. Einweisung in ein Landeskrankenhaus erfolgte neben der Strafe in 16 % der Fälle, Sicherungsverwahrung wurde bei 8 % der Täter angeordnet.

Analyse der rückfallbegünstigenden Faktoren

Schwere Beeinträchtigungen in der sozialen Entwicklung des Täters, z. B. frühe Trennung von den Eltern, schwere Mißhandlungen durch einen Elternteil oder emotionale Vernachlässigung durch langjährige Heimaufenthalte erhöhen das Rückfallrisiko im Hinblick auf ein erneutes Tötungsdelikt. Eine ähnliche Feststellung trifft Lempp (1977) in seiner Untersuchung *Jugendliche Mörder* für seine 3 Rückfalltäter, die aus gestörter familiärer Situation stammten, charakterisiert durch ständigen Streit zwischen den Eltern und eine Häufung aggressiver Tätlichkeiten in der Familie. Nicht bestätigen konnten wir die These, daß starke soziale Belastungen im Zeitraum nach dem 1. Tötungsdelikt das Rückfallintervall verkürzen. Bei Personen mit anderen Straftaten fand Spiess (1982) eine positive Korrelation zwischen der Zahl der Belastungsmerkmale (Arbeitslosigkeit, finanzielle Belastungen, Mangel an Sozialkontakten) und der Häufigkeit des Widerrufs der Bewährung. Auch Albrecht (1981) wies in einer Untersuchung an 81 begnadigten Lebenslänglichen nach, daß die soziale Lage der Täter nach der Entlassung (Einbettung in die Familie, berufliche Wiedereingliederung) sich bedeutsam auf das subjektive Befinden und das Ausmaß der Haftfolgenbelastung auswirkt. Im Hinblick auf eine Rückfallprognose sagen diese Befunde jedoch nichts aus.

Goeman (1977) kommt in einer Nachuntersuchung an 70 begnadigten Lebenslänglichen (nahezu nur Personen mit Tötungsdelikten) zu folgendem Schluß: „Maßstab der gelungenen oder mißlungenen Wiedereingliederung sind die sozialen Bezüge... Dabei sind 2 Aspekte von psychologischer Relevanz: die rein äußere soziale Eingliederung und die mehr innere oder emotionale Integration." An anderer Stelle schreibt sie: „Alle prognostisch ungünstigen Sonderentwicklungen, bei denen sich erhebliche Anpassungsschwierigkeiten über die Zeit von 2 Jahrzehnten unverändert oder gar zunehmend gezeigt haben, traten lediglich bei vorher schon sozial wenig angepaßten Probanden ein."

Aus unserer Untersuchung läßt sich ableiten, daß allein eine Verbesserung der sozialen Bedingungen ohne die Anwendung therapeutischer Maßnahmen bei dieser Gruppe von in ihrer Persönlichkeit erheblich gestörten Straftätern nicht ausreicht, einen Rückfall zu verhindern. Da das Delikt gewissermaßen

Ausdruck der Persönlichkeitsstörung ist, kann nur die Veränderung der Persönlichkeit zukünftige Delikte verhindern (s. Schorsch et al. 1985).

Auch die These „Inhaftierung erhöht das Rückfallrisiko" konnten wir nicht bestätigt finden. Inhaftierte und nicht inhaftierte Täter wurden innerhalb vergleichbar langer Zeiträume rückfällig. Die von Quensel (1970) referierte Beobachtung, ein früher und starker Eingriff sozialer Kontrollinstanzen fördere dissoziale Entwicklungen, mag generell auch für unsere Untersuchungsgruppe gelten; auf die Wiederholungsgefahr von Tötungsdelikten scheint dieser Eingriff sozialer Instanzen jedoch weder im negativen noch im positiven Sinn einen wesentlichen Einfluß zu nehmen.

Zahlreiche Autoren haben versucht, Personen mit Tötungsdelikten in verschiedene Persönlichkeitskategorien einzuordnen (u. a. Steigleder 1968; Röhl 1969; Lempp 1977; Wulf 1979). Uns erschien es notwendig, erstmals eine Einteilung im Hinblick auf die psychodynamische Entstehung des Tötungsdelikts vorzunehmen. Von der Analyse der extremen Risikogruppe der Rückfalltäter ausgehend, kommen wir zu folgendem Schluß:

Prognostisch ungünstig einzustufen sind, sofern keine therapeutischen Maßnahmen erfolgen, die Täter mit schweren Persönlichkeitsstörungen, mit sexuellen Deviationen und Alkoholiker, die zu aggressiven Reaktionen neigen.

Eine relativ günstige Prognose sehen wir bei den Konflikttätern, da sich bei ihnen das Delikt meist aus einer selten wiederholbaren, sich über Jahre erstreckenden Belastungssituation ergeben hat. Daß jedoch auch bei den Konflikttätern Rückfälle nicht gänzlich ausgeschlossen sind, zeigt der Anteil von 6 % in unserer Rückfallpopulation. Im 5. Kapitel kommen wir auf diese Tätergruppe bei der Diskussion von Maßnahmen noch einmal zurück.

Bei den rational planenden Tätern kann man keine generelle Prognose stellen, vielmehr ist diese abhängig von der genauen Analyse des Einzelfalles. Wesentlich für die Einschätzung der Sozialprognose sind die Wertvorstellungen des Täters und die Rangfolge der von ihm verinnerlichten Werte. Nach einer Veränderung der Wertehierarchie kann sich auch die Prognose des Täters ändern. Solange der rational planende Delinquent bereit ist, aus seiner Überzeugung heraus schwere Gewalthandlungen gegen Menschen zu begehen, besteht eine hohe Rückfallgefahr. Wenn er das Töten als Mittel zum Erreichen seiner Ziele jedoch nicht mehr akzeptiert, z. B. aufgrund neuer sozialer Prägungen oder neuer rationaler Einsichten, so führt dies zu einer positiven Prognose (vgl. Schünemann 1978).

In Übereinstimmung mit uns geben Röhl (1969), Ohm (1959) und Wulf (1979) den Konflikttätern eine günstige Prognose und Röhl (1969), Steigleder 1968, Wulf (1979) sowie Schorsch und Becker (1977) den Sexualdelinquenten eine ungünstige Prognose, falls keine Behandlung erfolgt. Lempp (1977) stützt unseren Befund, daß schwer neurotisch gestörte Personen rückfallgefährdet sind, sofern sie nicht therapiert werden.

Vergleich zwischen Rückfalltätern und Einmaltätern

Beim Vergleich dieser beiden Gruppen fällt auf, daß die Rückfalltäter häufiger dem männlichen Geschlecht angehören und häufiger ledig sind als die Einmaltäter. Sie haben häufiger keine Berufsausbildung und zur Zeit ihrer Straftat waren sie öfter arbeitslos.

Bei den Rückfalltätern findet man sehr viel häufiger eine ungünstige oder extrem ungünstige soziale Vorgeschichte, d. h. eine durch zahlreiche Belastungen charakterisierte Biografie. Betrachtet man die Vorstrafen der Rückfalltäter, so kommen häufiger Körperverletzungsdelikte Raub und Sexualdelikte vor. Sowohl was die Beziehung zum Opfer als auch die Motivation zur Tat angeht, unterscheiden sich die Rückfalltäter von den Personen mit einmaligem Tötungsdelikt. Rückfalltäter töten häufiger unbekannte oder flüchtig bekannte Personen, und bei ihnen kommt es seltener zu der typischen Konflikttat nach jahrelangen Belastungssituationen.

Rückfalltäter begehen ihre Tötungsdelikte signifikant häufiger unter Alkohol- bzw. Drogeneinfluß (65 % der Rückfalltäter und 49 % der Einmaltäter).

Gegenüber den Einmaltätern sind die Rückfalltäter häufiger als „psychisch krank" im weiteren Sinne einzuordnen (schwere Persönlichkeitsstörungen, sexuelle Abweichungen, süchtige Persönlichkeiten). Nach psychologischer Beurteilung schätzen wir 85 % der Rückfalltäter und 18 % der Einmaltäter als „psychisch krank" ein. Auf eine stärkere psychische Labilität weist zudem die größere Zahl von Suizidversuchen hin, nämlich 24 % bei den Rückfalltätern und 14 % bei den Einmaltätern. Aus psychologischer Sicht stellen die Rückfalltäter also eine ausgesprochene Problemgruppe dar.

Nachdem wir die rückfallbegünstigenden Faktoren bei Personen mit Tötungsdelikten anhand des Vergleichs von Rückfalltätern mit Einmaltätern ausführlich erörtert haben, möchten wir noch einige Falldarstellungen anfügen, um dem Leser die Differenzierung zwischen Delinquenten mit günstiger und ungünstiger Prognose zu veranschaulichen. Für die psychodynamische Entwicklung von Tötungshandlungen bei Personen, die wir prognostisch als ungünstig einstufen, sofern keine Psychotherapie erfolgt, haben wir bereits mehrere Beispiele gegeben *(Beispiel 5 - 8);* es folgen aus der Gruppe der prognostisch günstigen Konflikttäter 3 Fälle, die insofern typisch sind, als sie die häufigsten Konfliktmuster im Beziehungssystem der Familie beschreiben.

Beispiel 11: Herr F. tötet nach jahrelanger Überforderungssituation seine kranke Mutter

Herr F., 43 Jahre, verheiratet (einmalige Konflikttat)

Herr F. ist Einzelkind. Seine Mutter arbeitete früher als kaufmännische Angestellte, sein Vater war Berufssoldat. Herr F. wächst mit Mutter und Großmutter zusammen auf. Seine Kindheit ist überschattet von der schweren Krankheit der Mutter. Kurz nach seiner Geburt erleidet sie durch eine Verschüttung im Krieg eine Querschnittslähmung. Die vorher sehr lebenslustige Frau verändert sich durch die Krankheit deutlich. Großmutter und Sohn werden stark eingespannt, die Mutter wird immer egozentrischer. Erst im Alter von 9 Jahren lernt Herr F. seinen Vater kennen, als dieser aus russischer Kriegsgefangenschaft zurückkehrt. Das Verhältnis ist von Anfang an schlecht. Herr F. schildert seinen Vater als korrekten, gepflegten, sehr energischen Mann. „Er ließ nichts durchgehen, Spaß erlaubte er nicht, dafür war er zu lange Soldat." Er erinnert sich an ein sehr unangenehmes Ereignis: „Als ich am Tage meiner Konfirmation ein Widerwort gab, warf mein Vater mit einem Messer nach mir. Zum Glück sauste es an mir vorbei und blieb neben mir in der Türe stecken." Nach der Rückkehr aus der Gefangenschaft findet der Vater eine Stelle als Abteilungsleiter in einer Tapetenfabrik. Die Familie bewohnt ein eigenes Haus, finanzielle Probleme gibt es nicht.

Unter anderem auch durch die Belastung mit der kranken, pflegebedürftigen Ehefrau beginnt der Vater, verstärkt Alkohol zu trinken. Er wird dann laut und versucht einige Male, seine kranke Frau zu schlagen. Jedesmal stellen sich die Großmutter und der Sohn dazwischen. Weil der Sohn die Mutter beschützen will, wird er vom Vater verprügelt.

Die Volksschule absolviert Herr F. ohne Schwierigkeiten. Er wäre gern zum Gymnasium gegangen, sein Vater erlaubt den Schulwechsel jedoch nicht, da der Sohn früh Geld verdienen soll. Einige Male schwänzt Herr F. die Schule, weil er sich vor seinem Klassenlehrer, der gern Stockschläge verteilt, fürchtet. Als der Vater vom Schuleschwänzen erfährt, sucht er umgehend den Klassenlehrer auf und teilt diesem mit, er habe alle Freiheiten, er dürfe seinen Sohn so oft verprügeln, wie er wolle.

Seit der Schulzeit hat Herr F. 2 Freunde, mit denen er noch heute Kontakt hält. Wegen der Krankheit seiner Mutter kann er zwar nie Schulkollegen mit nach Hause bringen, aber er erinnert sich, daß er gern mit ihnen Fußball spielt. „Das war für mich die einzige Abwechslung, die ich hatte."

Nach Abschluß der Volksschule setzt sich die Großmutter dafür ein, daß Herr F. die Handelsschule besuchen darf. Diese Schule sowie die daran anschließende Lehre zum Industriekaufmann schließt er mit guten Zeugnissen ab. Inzwischen verspürt er ein starkes Bedürfnis, sich von dem belastenden Elternhaus abzusetzen. Er verpflichtet sich für 2 Jahre zur Bundeswehr. Diese Zeit beschreibt er als die schönste in seinem Leben. „Endlich konnte ich mal selbständig sein, war auf mich selbst gestellt. Es war wunderbar, es war für mich Erholung. Dieser seelische Druck war weg." Alle 14 Tage fährt er nach Hause, und gegen Abschluß der 2 Jahre jammert die Mutter: „Komm nach Hause, du bist doch der Einzige." Er läßt sich überreden, zieht wieder zu seinen Eltern und der Großmutter und arbeitet bei einer großen Firma als Personalsachbearbeiter. Die Beziehung zwischen Vater und Mutter verschlechtert sich weiterhin; sie lassen sich scheiden, und der Vater zieht aus. Einige Zeit später stirbt die Großmutter, und Herr F. ist im Alter von 26 Jahren allein für die Pflege der Mutter verantwortlich. Gegenüber seinem Arbeitgeber erfindet er eine Lüge, seine Mutter habe beide Beine gebrochen, er müsse vorübergehend mal öfter nach Hause, um ihr behilflich zu sein. Er verbringt jede Mittagspause zu Hause, geht umgehend nach Arbeitsschluß wieder zur Mutter, kauft zwischendurch ein, aber auf die Dauer ist dieser Zustand nicht aufrechtzuerhalten. Er kündigt und schreibt sich für das Studium der Betriebswirtschaft ein. Da das Studium seine Anwesenheit nur halbtags erfordert, kann er sich intensiver der Pflege der Mutter widmen. „Das war ein Leben, ich kam nie raus. Das war genauso wie im Gefängnis, nein, im Gefängnis war ich freier."

Zu seiner sexuellen Entwicklung berichtet Herr F., daß über solche Themen zu Hause nie gesprochen wurde. Er befriedigt sich häufig selbst und hat große Scheu vor Mädchen. Im Alter von 20 Jahren, während der Militärzeit, wagt er den ersten sexuellen Kontakt mit einem Mädchen. Er ist sehr verliebt, bringt die Freundin auch mal mit nach Hause, aber seine Mutter findet, er solle sich noch nicht so früh binden, und außerdem sei sie nicht die Richtige für ihn. Nach der Bundeswehrzeit stellt er die Beziehung zu dem Mädchen ein und verkriecht sich völlig in die Arbeit. Bei seinen Kontakten mit Frauen kommt es oft zu Potenzstörungen. Er hat Schuldgefühle, fühlt sich nicht frei. Als er eine Lehrerin kennenlernt, mit der er sich sehr gut versteht und die ihn heiraten möchte, stellt diese die Bedingung: „Wenn wir heiraten, kommt deine Mutter in ein Heim." Aus Rücksicht auf seine Mutter beendet er die Beziehung zu der Lehrerin.

Als er 30 Jahre alt ist, lernt er eine gleichaltrige Frau mit Kind kennen, die sehr viel Verständnis für ihn und seine Lebenssituation zeigt. Sexuell hat er keine Schwierigkeiten mit ihr, und es ergibt sich ein stabiler Kontakt. Aus Angst, seine Partnerin zu verlieren, erzählt er auch ihr die verharmlosende Version, seine Mutter habe beide Beine gebrochen. Herr F. erlebt ein extrem anstrengendes halbes Jahr. Tagsüber besucht er die Wirtschaftsakademie, abends versorgt er seine Mutter bis 22 Uhr, danach verbringt er einige Stunden mit seiner Freundin, um 6 Uhr muß er wieder bei seiner Mutter sein, um ihr das Frühstück zuzubereiten. Während dieser Phase versucht er öfter, ein gutes Heim für seine Mutter zu finden. Er schaut mit ihr zusammen teure, komfortable Heime an, und die Mutter zeigt anfangs Zustimmung, sobald sie jedoch zu Hause ankommen, erfolgt jedesmal dieselbe Reaktion: „Du willst mich doch wohl nicht weggeben?" Er verspricht, sie jeden Abend im Heim zu besuchen, aber sie sträubt sich hartnäckig, ihr Haus zu verlassen. Herr F. fühlt sich in einer unlösbaren Konfliktsituation.

Nachdem er diesen zermürbenden Wechsel zwischen den verschiedenen Verpflichtungen ein halbes Jahr lang mitgemacht hat, kommt es zur Katastrophe. Am Abend ist er mit seiner Freundin zusammen bei einem Arbeitskollegen eingeladen. Es wird gefeiert, gegessen, Alkohol getrunken. Anschließend will er mit seiner Freundin noch ein wenig allein sein. Sie besuchen eine Diskothek und trinken weiter Alkohol. In den Morgenstunden kommt er nach Hause und findet seine Mutter, völlig mit Kot bedeckt, in ihrem Bett liegen. Es ist häufiger vorgekommen, daß sie eingekotet hat, aber in einem solchen Zustand sieht er sie zum ersten Mal. Als er sie aus dem Bett hochnehmen will, um sie zu waschen, greift sie im Halbschlaf mit dem kotbeschmutzten Arm nach ihm. In diesem Moment verliert er die Kontrolle. „Ich weiß nicht, wie oft ich gehauen habe, ich weiß nur eins, mir hat sich alles vor Augen gedreht, ich hab nur Lichter gesehen. Dann lag sie auf dem Boden und rührte sich nicht mehr. In so einer Verfassung hab ich mich noch nie befunden; wenn mir das einer vorher gesagt hätte, das ist mir passiert, ich bin durchgedreht, da hätte ich gesagt, komm, also du mußt das doch wissen, was du gemacht hast. Ich wußte es nicht, wirklich."

Herr F. fährt zum Hausarzt, die Mutter wird ins Krankenhaus transportiert und stirbt dort nach 3 Tagen an den Folgen der schweren Verletzungen. Wegen Totschlags erhält Herr F. eine Freiheitsstrafe von 9 Jahren. Da er sich in der Haft einwandfrei führt und im offenen Vollzug seine Ausbildung als Betriebswirt erfolgreich beendet, wird er nach der Hälfte der verbüßten Strafe entlassen. Er heiratet eine 9 Jahre ältere Frau, die ihn während der letzten Jahre seiner Haftzeit betreut hat. Beide beziehen ein liebevoll eingerichtetes eigenes Haus. Schwierigkeiten gibt es nur im Bereich Arbeit. Mehrere z. T. sehr gute berufliche Anstellungen hat Herr F. wieder verloren, nachdem seine Straftat am Arbeitsplatz bekannt wurde. Er fragt sich heute, ob es sinnvoll war, in seine Heimatstadt zurückzukehren, denn hier wird ihn seine Vergangenheit immer verfolgen. Zur Zeit hat er eine ABM-Stelle bei einer Behörde, zeitlich jedoch begrenzt bis zum Sommer dieses Jahres, danach ist seine berufliche Zukunft wieder ungewiß.

Herr F. lebt nun seit 8 Jahren straffrei.

Zusammenfassung und Analyse 71

Psychodynamische Erklärung

Ohne Zweifel ist das Tötungsdelikt des Herrn F. nur aus der Situation seiner jahrelangen Überforderung durch die Pflege der Mutter verständlich. Von dieser erdrückenden Verantwortung entlastet ihn niemand. Der Vater kann ihn während der ersten Jahre nicht stützen, da er wegen des Kriegsdienstes abwesend ist. Nach seiner Heimkehr trägt der Vater noch zur Verschärfung der familiären Spannungen bei. Die Krankheit der Mutter und die damit verbundenen Verpflichtungen engen die Entwicklung des Herrn F. erheblich ein. Eigene Bedürfnisse gibt er mit Rücksicht auf die Wünsche der Mutter auf. Mit ihrer Krankheit beherrscht sie sein Leben. Als neben Krankenpflege und Studium eine neue Partnerschaft zusätzlich Zeit und Energie kostet, gelangt er an die Grenze seiner Kräfte. Eine leichte alkoholische Enthemmung in Verbindung mit einem besonders ekelerregenden Vorfall führt bei Herrn F. zu einem psychischen Ausnahmezustand, der sich in einem aggressiven Exzeß äußert. Die jahrelang gegen die Mutter angestaute, unterdrückte Wut entlädt sich.

Prognose

Da das Tötungsdelikt des Herrn F. aus einer spezifischen, nicht wiederholbaren Konfliktsituation heraus entstanden ist, halten wir die Prognose für günstig. Auch er selbst hält eine aggressive Rückfalltat für völlig ausgeschlossen. Mit seiner Ehefrau hat er ausführlich erörtert, wie er in Zukunft ähnlich belastenden Situationen vorbeugen könnte. Er fühlt sich sicher, daß er sich nie mehr in diesem Maße in seiner Persönlichkeit aufgeben wird, d. h. er will sich in seinen Bedürfnissen nicht ein zweites Mal so stark einengen lassen. Aus dem Gespräch über die Beziehung zu seiner Ehefrau wird deutlich, daß er gegen zu starke Bevormundung eine gesunde Abwehr entwickelt hat.

Auch die berufliche Unsicherheit – bisher ist unklar, ob er nach Beendigung der Arbeitsbeschaffungsmaßnahme einen Arbeitsplatz findet – wird aller Voraussicht nach nicht zu einer bedeutsamen Krise führen, da Herr F. durch eigenen Besitz (2 Häuser) finanziell abgesichert ist.

Das folgende Beispiel fällt aus dem Rahmen der übrigen von uns bearbeiteten Fälle, da im Urteil keine Strafe sondern nur eine Maßregel angeordnet wurde. Wir haben uns trotzdem entschieden, dieses Beispiel eingehend darzustellen, weil es eine komplexe Prognosediskussion notwendig macht, die unabhängig von der Entlassung aus Straf- oder Maßregelvollzug geführt werden muß.

Beispiel 12: Herr S. tötet als „Konfliktlösungsversuch" seinen als autoritär erlebten Vater

Herr S., 37 Jahre, ledig (einmalige Konflikttat)

Die ersten 2 Jahre seines Lebens verbringt Herr S. in einem Kinderheim. Seine leiblichen Eltern kennt er nicht. Als ihn seine Adoptiveltern aus dem Heim herausholen, ist er in seiner Entwicklung stark retardiert und kann weder sitzen noch stehen. Er wächst als Einzelkind auf, die Adoptiveltern bewohnen mit ihm ein Eigenheim. Wegen seiner retardierten Entwicklung erfolgt die Einschulung ein Jahr verspätet. Die ersten 4 – 5 Schuljahre sind für ihn anstrengend. Er bringt das mit einem Verkehrsunfall in Verbindung, den er im 1. Schuljahr erleidet und aufgrund dessen er lange vom Unterricht fernbleiben muß. Ansonsten durchläuft er die Volksschule ohne Auffälligkeiten bis zum Abschluß. Zu den Mitschülern besteht nach seinen Angaben guter Kontakt, doch intensivere Freundschaften, auch nach der Schulzeit, ergeben sich nicht. Zu Mädchen entwickelt sich überhaupt keine Beziehung, eine Freundin hat er bis heute nicht.

Seinen sehnlichsten Berufswunsch (Autoschlosser) kann er sich nicht erfüllen. Wegen eines empfindlichen Magens verträgt er scharfe Dämpfe nicht. Er muß die Lehre abbrechen. Er wechselt zu einer chemieverarbeitenden Firma, wo er unter starken Hautallergien leidet. Die Eltern werden bestellt, um zu beraten, wie die berufliche Entwicklung ihres Sohnes weitergehen soll. Sie nehmen jedoch diesen Termin nicht wahr. Während der folgenden 9 Jahre kommt es zu 6 innerbetrieblichen Arbeitsplatzwechseln wegen dieser gesundheitlichen Probleme. „Das waren hauptsächlich sehr viele Geschwüre und sonstige Sachen. Mein verstorbener Vater, der hat sich daran hochgerissen. Der Knabe kommt nach Hause, der hat ein Geschwür, und da wurde dann fleißig dranrumgequetscht." Nach 9 Jahren Betriebszugehörigkeit wird er im Alter von 23 Jahren aus gesundheitlichen Gründen entlassen. In den nächsten 3 – 4 Jahren arbeitet er in derselben Firma wie sein Vater. Diese Zeit erlebt er als ziemlich angenehm, da es ihm gesundheitlich besser geht und er sich mit allen Kollegen gut verträgt.

Herr S. geht einer großen Leidenschaft nach: er ist aktives Mitglied sowohl der örtlichen als auch der Werksfeuerwehr. Ansonsten lebt er eher zurückgezogen in seinem Zimmer im elterlichen Hause. Gaststättenbesuche und Festveranstaltungen meidet er, sofern sie nicht mit der Feuerwehr zu tun haben.

Mit dem Gesetz ist Herr S. nie in Konflikt geraten; er betont, daß er sogar seine Verkehrsübertretungen an einer Hand abzählen könne.

Mit der Mutter kommt er einigermaßen gut aus, doch mit dem Vater „war nicht viel drin". Er hat Angst vor ihm, da er häufig verprügelt wird. Der Vater ist übergenau und versteht es, aus kleinen Anlässen ein großes Theater zu machen. Der Sohn fühlt sich schikaniert und ungerecht behandelt. Mehrfach versucht er, von sich aus die Beziehung zu seinem Vater zu verbessern. „Ich hab mit allen möglichen guten Mitteln versucht, mit ihm zu reden, es war nichts. Die Bombe zum Töten tickte schon seit 9 Jahren; das fing ungefähr an, da war ich 17. Allein schon die Geschichte mit der Chemiefirma. Ich hatte ja mehr Hautausschläge wie sonstwas. Er ließ sich ja nicht dazu überreden, die Sache zu überprüfen. Aber damals, vor der Zeit, den großen Mund aufreißen, ich müsse da niemals sein, und $^1/_2$ Jahr drauf war ich drin und kam nicht mehr raus."

Am Vorabend der Tat geht Herr S. in das kleine dörfliche Wirtshaus. Er trifft verschiedene Bekannte und denkt sich, er brauche nicht so früh nach Hause wie sonst, da er am nächsten Tag nicht arbeiten muß. Der Vater kommt am folgenden Tag mittags nach Hause und macht dem Sohn Vorwürfe. An einen davon erinnert sich Herr S. noch heute wortwörtlich: „Der geht in die Kneipe, in den Bumsladen, und legt sich auf die Alte drauf." Herr S. betont, daß diese Behauptung aus der Luft gegriffen sei. „Und da ist also absolut gar nichts gewesen, und das mußten auch die damaligen Zeugen bestätigen, und das hat dann alles so weit in mir hochgebracht, ja, der hat gedacht, ich hätte mit der verheirateten Dame, die 3 Kinder hat, intime Beziehungen gehabt usw. Das wär' auch so nicht drin gewesen, erstmal sind 3 Kinder im Haus, dann noch der Ehemann. Nee, das wär' da auch nachts nicht dringewesen." Im Gespräch mit uns gibt Herr S. zu, daß er diese Frau zu gerne einmal verführt hätte. „Tja, und da ist dann binnen ein paar Minuten der Film gerissen." Herr S. geht in den Keller, holt eine Eisenstange und schlägt sie dem Vater mehrmals über den Kopf. Er läuft zunächst weg, aber nach 3 - 4 Stunden gewinnt er die Fassung zurück und stellt sich der Polizei.

Nach kurzer Untersuchungshaft wird er in die Psychiatrie verlegt. Im Urteil ordnet das Gericht als Maßregel die Unterbringung in ein psychiatrisches Krankenhaus an. Dort beteiligt er sich aktiv an verschiedenen Arbeiten, und nach 3 Jahren erhält er freien Ausgang. Er betätigt sich in einer Elektrowerkstatt außerhalb der Klinik als Gehilfe. 1979, nach insgesamt 5 Jahren Klinikaufenthalt, wird er entlassen und zieht zu seiner Mutter nach Hause. Sein ehemaliger Arbeitgeber stellt ihn sofort wieder ein. Wegen fehlender Aufträge wird ihm 1983 gekündigt; seither ist er arbeitslos. Nach der Entlassung aus der Psychiatrie sind bei Herrn S. psychosomatische Beschwerden aufgetreten, die er über einen längeren Zeitraum stationär behandeln läßt. Er pflegt jetzt seine schwer behinderte Mutter und kann deshalb zur Zeit keine feste Arbeit annehmen. Zu 2 für ihn wichtigen Freunden unterhält er regelmäßigen Kontakt.

Herr S. ist seit 7 Jahren entlassen und hat während dieser Zeit keine Straftat mehr begangen.

Psychodynamische Erklärung

Das Tötungsdelikt von Herrn S. stellt einen Konfliktlösungsversuch dar. Jahrelange Reibereien mit dem Vater, von dem er sich ungerecht behandelt, mißverstanden, beherrscht und gequält fühlt, engen seine Wahrnehmung immer stärker ein, so daß sich zuletzt eine „fixe Idee" entwickelt: „Der Vater muß weg". De Boor (1983 b) bezeichnet solche Prozesse als „Monoperzeptosen". Der Begriff wird folgendermaßen definiert: „Monoperzeptosen sind überwertige Ideen, die nicht die Verwirklichung objektiver Werte anstreben, sondern unter zunehmendem Realitätsverlust bei steigender affektiver Spannung zur Realisierung von Antiwerten zwingen (z. B. Gewalttaten)."

In seinem Gutachten aus dem Jahre 1975 weist de Boor die Merkmale der Monoperzeptose bei Herrn S. nach.

Im Alltag gelingt es Herrn S. nicht, sich gegen den Vater zu behaupten; er neigt insgesamt eher zur Verdrängung von Gefühlen, insbesondere von aggressiven Impulsen (s. auch seine psychosomatischen Erkrankungen). Nach vielen Jahren führt dann eine spezifische Auslösesituation zu einem einmaligen Durchbruch der aufgestauten Wut und des Hasses gegen den Vater. Die nüchterne Schilderung der Tötungshandlung und ihrer Vorgeschichte macht deutlich, wie sehr Herr S. gefühlsmäßige Regungen abspaltet. Nur beiläufig erwähnt er einmal, daß er erst 3 - 4 Stunden nach der Tat seine Fassung wiedergefunden habe.

Auslösender Reiz für die aggressive Entladung am Tattag ist eine Bemerkung des Vaters, die Herrn S. zutiefst irritiert: der Vater unterstellt ihm eine intime Beziehung zur Gastwirtsfrau und zielt damit unbeabsichtigt auf einen zentralen Ambivalenzkonflikt des Sohnes, der sich nichts mehr wünscht als die intensive Beziehung zu einer Frau, sich jedoch gleichzeitig sehr davor fürchtet. Die Worte des Vaters machen ihm seine Unfähigkeit zu Kontakten mit Frauen bewußt und beschädigen damit empfindlich sein Selbstwertgefühl. Damit der Vater endlich aufhört, ihm den Spiegel seiner Schwächen vorzuhalten, muß er getötet werden. Psychoanalytisch gesehen, vernichtet Herr S. durch das Erschlagen des Vaters identifikatorisch ein gehaßtes Stück seines Selbst (vgl. Schorsch u. Becker 1977).

Die mangelnde Flexibilität in der Bewältigung von Konfliktsituationen wird verstärkt durch den völlig eingeengten Lebensrahmen des Herrn S. Er ist Einzelkind, hat weder Freunde noch Freundinnen und lebt im Alter von 26 Jahren noch bei den Eltern.

Prognose
Im Gerichtstermin stellen mehrere Gutachter Herrn S. unterschiedliche Sozialprognosen. Die Mehrzahl ist der Meinung, es könne nicht verantwortet werden, ihn in die Freiheit zu entlassen.

Der Gutachter Dr. Sch. beurteilt Herrn S. als einen gefühlskalten, explosiblen und geltungsbedürftigen Psychopathen mit Minderbegabung (IQ = 80). Für den Zeitpunkt der Tat schätzt er ihn als vermindert zurechnungsfähig ein: „Unterstellt man einen Aggressionsstau gegen seinen Adoptivvater, der ihn noch beim Mittagessen, unmittelbar vor der Tat, zu korrigieren versuchte, und zieht die Diagnose der Minderbegabung im Zusammenhang mit der beschriebenen psychopathischen Persönlichkeitsstruktur hinzu, kann die Annahme einer verminderten Zurechnungsfähigkeit zum Tatzeitpunkt gerechtfertigt erscheinen." Zur Prognose führt er in seinem Gutachten aus: „Der Beschuldigte wird auch in Zukunft als gefährlich zu bezeichnen sein, da bei möglichem erneuten Aggressionsstau es wiederum zur „brutalen Lösung" kommen kann, d. h. wenn man unterstellen würde, daß der Beschuldigte zu seiner Mutter zurückkehren könne, so könnte ihr unmittelbar das gleiche Schicksal bevorstehen wie dem Adoptivvater des Beschuldigten. Vom Psychiatrischen her ist sowohl die diagnostizierte Minderbegabung als auch die beschriebene Charaktervariante in einer Heil- und Pflegeanstalt nicht mehr zu beeinflussen. Allenfalls könnte eine sozialtherapeutische Einrichtung als therapeutische Möglichkeit in Frage kommen."

Aus der Argumentation des Gutachters wird nicht ersichtlich, wieso Herr S. in einer sozialtherapeutischen Anstalt eher behandelt werden kann als in einem psychiatrischen Krankenhaus. Es entsteht der Eindruck, daß ein unbequemer Patient abgeschoben werden soll.

Im psychologischen Zusatzgutachten wird die Persönlichkeit des Herrn S. differenzierter dargestellt. Frau Dipl.-Psych. W. schreibt: „Insgesamt zeigt Herr S. das Bild einer noch relativ angepaßten psychopathischen Persönlichkeit, die in neurotischer Weise Gefühle hemmt und verdrängt, ohne über eine affektive Selbstkontrolle zu verfügen. Hinzu kommen typische Verhaltensweisen wie aggressive Tendenzen, Kontaktstörungen, mangelndes Konzentrations- und Abstraktionsvermögen, welche als klinische Anzeigen des „Verlassenheitssyndroms" gewertet werden dürfen. Diese Symptome sind auf frühe Versagungen in der Mutter-Kind-Beziehung zurückzuführen und zeigen sich heute in kindlichen Residuen und Entwicklungshemmungen."

Aus dieser Beurteilung hätte man Therapieansätze ableiten können, was jedoch weder im psychologischen noch im psychiatrischen Gutachten geschieht.

Ein weiterer psychiatrischer Sachverständiger, Dr. B., äußert sich nicht nur eingehend zur Diagnose, sondern stellt auch Überlegungen zur Behandlung an: „Der schweren seelischen Fehlentwicklung mit einem weitgehenden Realitätsverlust auf dem Gebiet der Eltern-Sohn-Beziehungen kommt sozialer Krankheitswert zu, wenn auch eine „Krankheit" im Sinne der psychiatrischen Systematik nicht zu diagnostizieren ist. Die Mißhandlungshypothese hat den psychopathologischen Rang einer „überwertigen Idee". Dieser seelische Sachverhalt hat seinen systematischen Ort zwischen Wahn und normaler subjektiver Gewißheit ... Schwere und Dauer der Fehlentwicklung erfordern sozialpädagogische und psychagogische Maßnahmen, die - vorerst - im Rahmen einer geschlossenen psychiatrischen Institution erfolgen sollten."

Aus dem Gerichtsurteil zitieren wir zur Frage der Prognose folgendes: „Die Gesamtwürdigung des Täters und seiner Tat ergibt, daß von ihm infolge seines Zustands weitere erhebliche rechtswidrige Taten zu erwarten sind und er deshalb für die Allgemeinheit gefährlich ist. Übereinstimmend haben beide Sachverständige zur Überzeugung des Schwurgerichts bekundet, daß die Adoptivmutter des Angeklagten nach wie vor auch heute noch in hohem Umfang gefährdet ist. Den Angaben des Angeklagten in der Hauptverhandlung, seiner Mutter drohe keine Gefahr mehr, kann insoweit keine entscheidende Bedeutung beigemessen werden. Im Gegensatz zum Sachverständigen Dr. B. und in Übereinstimmung mit dem Sachverständigen Dr. Sch. steht aber zur Überzeugung des Schwurgerichts weiter zu erwarten, daß nicht nur die Adoptivmutter, sondern auch andere Personen vom Angeklagten in ähnlicher Weise angegangen werden wie sein ermordeter Adoptivvater ... Wer so denkt und handelt wie der Angeklagte, stellt eine erhebliche Gefährdung seiner Umwelt und damit der Allgemeinheit dar. Folglich war die Unterbringung des Angeklagten in einem psychiatrischen Krankenhaus anzuordnen."

Entsprechend unserer Prognosetypologie (S. 18), welche die psychodynamische Entwicklung des Tötungsdelikts in den Mittelpunkt der Analyse stellt, könnte man Herrn S. entweder in die Gruppe der Konflikttäter oder in die der psychisch kranken Täter einordnen. Unseres Erachtens überwiegen die Merkmale einer Konflikttat, da das Tötungsdelikt zur „Lösung" eines chronischen Vater-Sohn-Konflikts diente.

Den neurotischen Störungen, die sich insbesondere in Kontaktschwierigkeiten und in einer gefühlsabwehrenden Sachlichkeit manifestieren, kommt für die Entstehung der Tötungshandlung keine wesentliche Bedeutung zu. Abgesehen von dem einmaligen Gewaltdelikt gegen den Vater, hat Herr S. nie aggressives Verhalten gezeigt, so daß man ihn generell nicht als gefährlich bezeichnen kann. Eine Gefahr sehen wir auch nicht für seine Mutter, mit der Herr S. jetzt zusammenlebt, da ihr gegenüber eine aggressivgrundierte Konfliktdynamik nicht besteht. Herr S. selbst findet den Gedanken abwegig, daß er seine Mutter töten könnte. Nach unserer Einschätzung hätte Herr S. bereits nach der Hauptverhandlung mit der Auflage entlassen werden können, regelmäßigen Kontakt zu einem Bewährungshelfer oder einem anderen sozialpädagogischen Betreuer zu halten, um sich neu anbahnende Konflikte rechtzeitig zu erkennen.

Nach 2jährigem Klinikaufenthalt lehnt die Vollstreckungskammer aufgrund eines Gutachtens mit negativer Prognose die Entlassung von Herrn S. ab. Die Begründung lautet: „Er leidet weiterhin an einer hochgradigen gefährlichen Psychopathie, neigt zu schweren Aggressions- und Erregungszuständen und ist zeitweise völlig unbeherrscht, so daß mit erheblichen rechtswidrigen Taten zu rechnen ist."

In der Klinik ändert sich anscheinend die Einschätzung der Prognose mit dem Wechsel des Abteilungsarztes. Diesen Eindruck äußert die Anwältin von Herrn S. in einem Schreiben Anfang 1977: „Offensichtlich ist eine Wendung eingetreten, und zwar seit Ende 1976, nachdem die Abteilung von Herrn Dr. K. übernommen worden ist. Ich habe die Vermutung, daß S. dort nicht mehr als unheilbarer Psychopath angesehen wird ..."

Zwei Jahre später wird Herr S. mit günstiger Prognose aus der Klinik entlassen. Der Beschluß der Vollstreckungskammer lautet nun: „Es kann verantwortet werden, zu erproben, ob der Untergebrachte außerhalb des Maßregelvollzugs keine rechtswidrigen Taten mehr begehen wird. Nach der ärztlichen Stellungnahme des Landeskrankenhauses vom 27. 3. 1979 hat sich der derzeitige psychische Gesamtzustand des Untergebrachten so gebessert, daß keine neuen strafbaren Handlungen von dem Untergebrachten zu erwarten sind. Der Untergebrachte hat sich in einer offenen Station komplikationslos eingefügt, hält sich an den genehmigten Geländeausgang und hat zuverlässig an der Arbeitstherapie teilgenommen."

Folgende Auflagen werden angeordnet:
1) regelmäßige Kontakte zum Bewährungshelfer,
2) einmal monatlich Vorstellung beim Hausarzt,
3) alle 3 Monate Vorstellung beim Gesundheitsamt,
4) alle 6 Monate Vorstellung bei seinem Psychiater,
5) Wohnung nehmen bei der Mutter.

Mit diesen Auflagen hätte Herr S. unserer Meinung nach bereits im Anschluß an die Hauptverhandlung in die Freiheit entlassen werden können. Inzwischen lebt er seit 7 Jahren straffrei. Er ist fest davon überzeugt, daß er nie wieder ein schweres Gewaltdelikt begehen könnte. „Jetzt weiß ich, wo Türen für mich offenstehen", sagt er und meint damit, daß er Menschen kennengelernt hat, an die er sich wenden kann, wenn er mit sich anbahnenden Konflikten nicht zurechtkommt. So hält er z. B. gelegentlichen Kontakt zu einem der Psychiater, die ihn begutachtet haben. Die Tatsache, daß dieser Psychiater ihm eine günstige Entlassungsprognose stellte, faßt er als Ausdruck des Vertrauens auf, das er nicht enttäuschen darf.

Zusammenfassung und Analyse

Herr S. wirkt in seinem Verhalten weiterhin etwas skurril und zwanghaft, seinen Lebensalltag kann er jedoch gut bewältigen. Der Weiterentwicklung seiner Persönlichkeit wäre allerdings – insbesondere im Hinblick auf seine Kontaktprobleme mit Frauen – eine Gruppenpsychotherapie dienlich.

Dem folgenden Beispiel liegt ein relativ kurzes Gespräch zugrunde, da Herr U. von vornherein die Interviewzeit auf 50 Minuten begrenzte und detailliertere Fragen öfter nicht zuließ. Wir interpretieren dieses Verhalten als Anzeichen dafür, daß er seine Straftat und die damit zusammenhängenden Ereignisse zu verdrängen sucht. Unsere Informationen konnten wir jedoch ergänzen durch ein psychiatrisches und ein psychologisches Gutachten, die in der Hauptverhandlung erstattet worden waren.

Beispiel 13: Herr U. tötet aus Wut und Verzweiflung seine Ehefrau, die ihn verlassen hat

Herr U., 70 Jahre, verheiratet (einmalige Konflikttat)

Herr U. wächst in einer Familie mit 2 Schwestern auf. Der Vater ist Bergmann und stammt aus Polen. Eine Schwester lebt noch, doch Herr U. unterhält keinen Kontakt mehr zu ihr. Er absolviert eine Lehre als technischer Zeichner, anschließend geht er zum Reichsarbeitsdienst und wird ab 1937 Soldat. 1941 entläßt man ihn wegen Krankheit aus der Armee. Weil er von der Entlassung schon vorher wußte, heiratet er bereits 1940. Nach dem Kriegsdienst zieht er mit seiner Frau zusammen und arbeitet in seinem erlernten Beruf weiter. Im August 1944 wird er erneut eingezogen, seiner Vermutung nach, weil er kein Nazi ist. Er wird verwundet, kommt in russische Gefangenschaft und wird 1945 wegen seiner schweren Verletzung nach Hause entlassen. In seiner Wohnung befindet sich ein Nazi. Seine alte Arbeitsstelle kann er nicht antreten, weil die Firma keine Arbeit für ihn hat. Auf Beschwerden hin bekommt er seine Wohnung innerhalb von 4 Wochen zurück. Seine Firma verklagt er wegen Nichtfreihaltens der Arbeitsstelle und erhält Schadensersatz. Ab Februar 1946 findet er eine Anstellung beim Arbeitsamt, später beim Statistischen Landesamt und ab 1965 beim Schulamt.

Seine Frau und er haben 3 Töchter und 2 Söhne. Sie beziehen ein Eigenheim, als Herr U. 46 Jahre alt ist. Die älteste Tochter geht ins Kloster, die beiden anderen Töchter heiraten. Aus seiner Sicht wird seine Frau seit dem Einzug ins eigene Haus „komisch"; sie distanziert sich von ihm und besucht immer häufiger ihre verheirateten Töchter. Es gibt viele Reibereien zwischen ihm und seiner Frau, und einmal ist er so gereizt, daß er sie ohrfeigt. Daraufhin zieht sie zu ihrer Tochter und reicht die Scheidung ein. Ihren Mann läßt sie mit den beiden Söhnen allein zurück. Einen Sohn schickt er in die Jugendherberge, den älteren hält er bei sich zu Hause. Sechs Wochen nach dem Auszug seiner Frau versucht er, eine Aussprache in der Wohnung der Tochter herbeizuführen. Er kann sich ein Leben ohne die Familie nicht vorstellen, er will die Ehe retten. Während des Gesprächs, im Beisein der Tochter, wird die Frau „bockig"; er würgt sie und sticht ihr ein Messer in den Hals. „Es war auf einmal eine Panik da, ich war von Sinnen."

Herr U. wird wegen Totschlags zu 12 Jahren Freiheitsstrafe verurteilt. Nach 8 Jahren wird er auf Bewährung entlassen. Das Gericht berücksichtigt strafmildernd den vorzeitigen Altersabbau von Herrn U. Dieser Altersabbau führt zu einer Zuspitzung der ihn charakterisierenden Persönlichkeitseigenschaften. Insbesondere verstärken sich seine Rigidität und die Neigung zu paranoider Erlebnisverarbeitung.

In der Haft verhält er sich angepaßt, er arbeitet zuletzt im Rechnungswesen der Druckerei. Noch während der Haft bittet Herr U. einen Betreuer, für ihn eine Heiratsanzeige aufzugeben. So hat er am Tag der Entlassung die Adresse einer Frau und trifft sich sofort mit ihr. „Ich hätte ja sonst nicht gewußt, wo ich hin sollte." Er zieht zu ihr, und sie verbringen ein Jahr miteinander. Während Herr U. sich in Kur befindet, schreibt ihm seine Lebensgefährtin, daß er nicht mehr zu ihr zurückkommen könne, im übrigen habe sie sich eine neue Wohnung genommen. „Nun ja, das mußte ich akzeptieren." Er sucht sich daraufhin aus der Zeitung eine neue Partnerin, die er nach seiner Rückkehr aus der Kur kennenlernt. Sie heiraten noch im gleichen Jahr, unternehmen häufig große Reisen und verstehen sich gut. Herr U. und seine Frau bekommen beide eine gute Rente. Außerdem ist er durch den Verkauf seines Eigenheims finanziell abgesichert.

Herr U. hat heute keinerlei Kontakt mehr zu seinen Kindern. Seine jetzige Frau weiß von der Straftat, sonst niemand. Er befindet sich seit 7 Jahren in Freiheit und ist nicht mehr straffällig geworden.

Psychodynamische Erklärung
Der autoritär strukturierte, in seinen Einstellungen und Verhaltensweisen deutlich rigide Herr U. wird mit einer existentiellen Veränderung konfrontiert: das über Jahre stabilgewesene Familiensystem droht auseinanderzubrechen. Versuche, die Familienharmonie wiederherzustellen, scheitern; in paranoider Weise deutet er das Verhalten der Familienmitglieder um und glaubt, alle hätten sich gegen ihn verbündet, um ihn zu isolieren. Das Gefühl akuter psychischer Bedrohung in Verbindung mit seiner mangelnden Flexibilität führt zu einer Bewußtseinseinengung: damit er überleben kann, muß die Familie erhalten bleiben. Er, der jahrelang die Familie beherrscht hat, erlebt im letzten entscheidenden Gespräch, daß seine Frau es ablehnt, seinen Anweisungen zu folgen. Sie hat sich von ihm befreit, er fühlt sich hilflos, verzweifelt, isoliert. Diese Verfassung führt zu einer „homizidalen Tatbereitschaft" (Rasch 1964). Vor den Augen der gemeinsamen Tochter entlädt sich seine Frustration während des eskalierenden Streitgesprächs mit seiner Ehefrau in einem ungesteuerten Aggressionsausbruch.

Prognose
Psychodynamisch gesehen, ist das Tötungsdelikt von Herrn U. eine Konflikttat. Generell schätzen wir die Prognose bei Konflikttätern als günstig ein, im Einzelfall muß jedoch überprüft werden, ob ein Risiko besteht, daß sich neue langandauernde Konfliktsituationen entwickeln. Die neue soziale Situation des Herrn U. scheint nicht konfliktträchtig zu sein, da er mit einer Partnerin zusammenlebt, die ihn als Person so akzeptiert wie er ist, und die ihn voraussichtlich mit keiner entscheidenden Veränderung ihres Lebensrahmens konfrontieren wird. Aus diesen Gründen, und auch wegen des hohen Lebensalters von Herrn U., halten wir die Wahrscheinlichkeit einer aggressiven Rückfalltat für gering. Wir sind der Auffassung, daß Herr U. nur dann rückfallgefährdet ist, wenn wieder ein von ihm über Jahre aufgebautes Beziehungssystem, das ihm Halt gibt, bedroht wird.

Zum Abschluß noch ein Beispiel, welches verdeutlicht, daß ein jahrelanges straffreies Leben nach der Entlassung noch keine Garantie für eine günstige Prognose ist. Zwar ereignen sich die Rückfälle bei Tötungsdelikten zu 88% innerhalb der ersten 5 Jahre nach der Entlassung, unter spezifischen Bedingungen, z. B. Alkoholmißbrauch in Verbindung mit der Neigung zu Aggressionshandlungen, besteht jedoch weiterhin ein Rückfallrisiko.

Beispiel 14: Herr N., Alkoholiker, tötet im Rausch einen Stadtstreicher

Herr N., 39 Jahre, verheiratet (einmaliges Tötungsdelikt eines Alkoholikers, der zu aggressiven Reaktionen neigt)

Herr N. entstammt dem sog. „Asozialenmilieu". Die Familie lebt mit 7 Kindern in einer Notunterkunft in 2 Zimmern. Der Vater ist Alkoholiker, der oft seinen Lohn vertrinkt, so daß es zu finanziellen Engpässen in der Familie kommt. Alle Kinder haben Angst vor dem Vater, da er, insbesondere unter Alkoholeinfluß, sehr laut werden kann und auch schon mal die Mutter tätlich angreift. Herr N. hat noch 4 Brüder und 2 Schwestern, er ist der Jüngste. Sein älterer Bruder und er gelten als die schwarzen Schafe in der Familie, da sie bereits in jungen Jahren kriminelle Delikte begehen und viel Alkohol trinken. Einige seiner Geschwister verbringen längere Zeit im Heim. Er selbst lebt dort nur einige Monate, da er immer wieder ausreißt.

Herr N. erinnert sich daran, daß es in seiner Kindheit und Jugend häufig Kämpfe mit einem benachbarten Zigeunerlager gab. Jede Gruppe hielt die andere für die asozialere.

Herr N. wird regulär in die Volksschule eingeschult, bleibt einmal sitzen und schließt die Schule mit dem 7. Schuljahr ab. Seine Zeugnisse sind immer miserabel, da er sehr häufig die Schule schwänzt.

Heute glaubt er, daß das Schuleschwänzen mit seiner Herkunft aus dem „Asozialenmilieu" zusammenhing. Er wurde deswegen in der Schule oft gehänselt. Er schämte sich seiner Familie.

Nach dem Schulabschluß möchte er zur See fahren, erfährt jedoch, er müsse zunächst bei der Binnenschiffahrt arbeiten. Er tritt eine Stelle auf einem Binnenschiff an, gibt diese aber sofort wieder auf, als er herausbekommt, daß er falsch informiert worden ist, daß er nämlich auch sofort zur See hätte fahren können. Diese Lüge kann er seinem Arbeitgeber nicht verzeihen. In der Folgezeit ist er bei verschiedenen Firmen als Hilfsarbeiter beschäftigt, bis er mit 19 Jahren zur Bundeswehr eingezogen wird. Hier kommt es häufig zu Konflikten mit seinen Vorgesetzten, insbesondere, weil er zu viel Alkohol trinkt. Aufgrund eines Strafverfahrens wegen Fahnenflucht und Widerstands gegen die Staatsgewalt wird er vorzeitig aus der Bundeswehr entlassen. Unter Einbeziehung einiger Einbruchsdiebstähle erhält er eine Freiheitsstrafe von 2 Jahren, die er auch verbüßt.

Die sexuelle Entwicklung von Herrn N. verläuft unauffällig. Im Alter von 15 Jahren schläft er zum ersten Mal mit einem älteren Mädchen aus der Nachbarschaft. Später verliebt er sich heftig in ein anderes Mädchen. Diese Beziehung besteht etwa 1 Jahr lang, bis das Mädchen sie von sich aus löst. Die Trennung von diesem Mädchen, an dem er sehr hängt, fällt im schwer. Er nimmt sich vor, sich nie mehr zu verlieben, um eine solche Qual nicht noch einmal erleben zu müssen. Zu dieser Zeit hat er – das einzige Mal in seinem Leben – Selbstmordphantasien.

Die „Alkoholkarriere" des Herrn N. läßt sich bis zum 14. Lebensjahr zurückverfolgen. Seit dieser Zeit trinkt er große Mengen Bier, auch harte Alkoholika. Er liebt die Geselligkeit und verbringt viel Zeit in Gaststätten mit Trinken und Spielen. Manchmal versucht er, eine Woche lang ohne Alkohol zu leben, sobald er jedoch in einer Gaststätte nur ein Bier trinkt, kann er nicht mehr aufhören. Mehrfach ist er so betrunken, daß er sich an das in dieser Zeit Geschehene nicht mehr erinnern kann. In einem solchen Zustand begeht er, im Alter von 24 Jahren, das Tötungsdelikt. Die Entlassung aus der Haft, wegen der zuvor erwähnten Delikte, liegt etwa 2 Jahre zurück. Er arbeitet nur noch unregelmäßig, feiert oft krank und trinkt vermehrt Alkohol. Am Tatabend hat er seiner Schätzung nach etwa 40 Glas Bier und einige Schnäpse getrunken. Er erinnert sich nur noch daran, daß er zu Fuß nach Hause gehen mußte, da das Geld für ein Taxi nicht mehr reichte. Im Gespräch mit uns schildert er, daß seine Erinnerung erst wieder einsetzt, nachdem er seinen Rausch ausgeschlafen hat und seine Mutter ihm vom Besuch der Polizei berichtet. Aus der Gerichtsverhandlung weiß er, daß er in dieser Nacht im Hauseingang zur Wohnung seiner Mutter, in der er auch lebte, mit einem Stadtstreicher Streit bekommen und diesen erschlagen haben soll. Der Stadtstreicher wurde mit schweren Verletzungen hinter dem Haus des Herrn N. gefunden. Im Krankenhaus starb er 5 Wochen später an diesen Verletzungen.

Da Herr N. früher bereits einmal Streit mit Stadtstreichern hatte und da es Zeugen für diese letzte gewalttätige Auseinandersetzung gibt, hält er es für möglich, daß er das Tötungsdelikt begangen hat. Die 1. Anklage lautete auf gefährliche Körperverletzung, die 2. auf Totschlag. Eine Nachbarin will in dieser Nacht gehört haben, daß Herr N. schrie: „Hau ab, ich schlag' dich tot!" Da die Festnahme von Herrn N. erst einige Zeit nach der Tat erfolgte, wurde keine Blutprobe entnommen. Das Gericht glaubt ihm nicht, daß er in dem von ihm angegebenen Ausmaß alkoholisiert war und verhängt eine Strafe von 10 Jahren wegen Totschlags. Herr N. meint, er hätte wegen einer Vollrauschtat verurteilt werden müssen.

Während der Haft macht er den Hauptschulabschluß und absolviert eine Lehre als Elektriker. Im offenen Vollzug lernt er in der Elektrofirma seine spätere Ehefrau kennen, die er einen Monat nach seiner Haftentlassung, Anfang 1979, heiratet. Gemeinsam richten sie sich eine gemütliche Vierzimmerwohnung ein, und 2 Jahre später wird eine Tochter geboren. Seine familiäre Situation erlebt er als sehr positiv. Gern hätte er noch 2 Kinder. Er ist nicht nur kinderlieb, sondern auch sehr geschickt im Umgang mit ihnen. Stolz erzählt er, daß er seine Tochter, als sie klein war, gewickelt und ganz selbständig versorgt habe. Andere Väter bewunderten ihn deswegen.

Auch beruflich geht es ihm gut. Umzugshalber konnte er von seinem Bruder ein Elektrogeschäft erwerben, das er mit seiner Frau zusammen führt. Herr N. betont, daß ihm seine Geschwister nach der Haftentlassung sehr geholfen hätten, wieder Fuß zu fassen. Ein ungelöstes Problem sei jedoch weiterhin sein Alkoholkonsum. Auch heute kommt es noch etwa einmal monatlich zu einem „Fadenriß", d. h. er trinkt völlig unkontrolliert, so daß er sich am nächsten Tag an nichts mehr erinnern kann. Bisher ist es ihm, trotz ernsthafter Vorsätze, nicht gelungen, seine Alkoholproblematik in den Griff zu bekommen. In den 7 Jahren nach seiner Haftentlassung ist, abgesehen von einer Verurteilung wegen Fahrerflucht, keine Bestrafung mehr erfolgt. In angetrunkenem Zustand verursachte er einen Blechschaden. Dafür erhielt er eine Geldstrafe, und der Führerschein wurde ihm für eine begrenzte Zeit entzogen.

Psychodynamische Erklärung

Ausschlaggebend für das Tötungsdelikt von Herrn N. ist der Alkoholismus in Verbindung mit einem ausgeprägt aggressiven Milieu in seiner Kindheit (Elternhaus und Wohngebiet). Im nüchternen Zustand vermag er seine aggressiven Impulse zu steuern, unter erheblichem Alkoholeinfluß besteht die Gefahr unkontrollierter Durchbrüche. Es geschieht nicht zufällig, daß beim Zusammentreffen mit dem Stadtstreicher aggressive Gefühle bei Herrn N. aktualisiert werden, da er sich bereits als Kind mit den „noch asozialeren" Zigeunern geprügelt hat. Vermutlich war es nach seiner 1. Haftentlassung, als er nur schwer wieder Fuß fassen konnte, besonders wichtig für ihn, sich von den aus seiner Sicht „asozialeren" Stadtstreichern abzugrenzen. Unter Alkoholeinfluß brechen die Ablehnungsgefühle dieser Randgruppe gegenüber ungehemmt durch, und es kommt zu schweren Aggressionshandlungen.

Prognose

Trotz des langen Zeitraums von 7 Jahren, in dem Herr N. kein weiteres Aggressionsdelikt begangen hat, halten wir das Risiko einer Rückfalltat für ziemlich hoch. Er selbst gibt zu, daß er seinen Alkoholkonsum oft nicht kontrollieren kann, und deswegen die Gefahr einer weiteren Rauschtat nicht ausgeschlossen ist. „Ich spiele mit dem Feuer", sagt er. Bei der Erörterung geeigneter Maßnahmen gegen seinen Alkoholismus ist auch ihm bewußt, daß gute Vorsätze allein nicht genügen, seine Trinkgewohnheiten zu verändern. Mehrmals hat er bereits erwogen, einer Gruppe der „Anonymen Alkoholiker" beizutreten, eine Teilnahme an den Sitzungen hat er jedoch immer wieder verschoben. Durch das ausführliche, sehr offene Gespräch mit uns, fühlt sich Herr N. ermutigt, seinen Alkoholmißbrauch konsequenter zu bekämpfen. Er faßt den Entschluß, den „Anonymen Alkoholikern" beizutreten.

Wenn er diese Absicht verwirklicht, sehen wir die weitere Entwicklung von Herrn N. als prognostisch günstig an, insbesondere, da er insgesamt ein sowohl beruflich als auch familiär gut integriertes Leben führt.

5. Vorschläge für Alternativen zum Strafvollzug bei Personen mit Tötungsdelikten

Aus der geringen Rückfallquote (2 - 3 Prozent) ist abzuleiten, daß man der Mehrzahl der Personen mit Tötungsdelikten eine günstige Prognose stellen kann. Die Tötungshemmung scheint im Menschen stark verankert, und es müssen außergewöhnliche Bedingungen vorliegen, diese außer Kraft zu setzen. Noch seltener, und wieder unter ganz spezifischen Bedingungen geschieht es, daß ein Mensch mehrmals im Laufe seines Lebens die Tötungshemmung überwindet. (Auf die besondere Situation im Krieg, in dem das Abschieben der Verantwortung an einen „Führer", der Gruppendruck, aufgebaute Feindbilder und die Anonymität der Opfer u. a. eine entscheidende Rolle spielen, gehen wir hier nicht näher ein.)

Wir sind davon überzeugt, daß ein Tötungsdelikt niemals allein aus einem situativen Affekt heraus geschehen kann, sondern daß die Überwindung der Tötungshemmung nur möglich ist auf dem Hintergrund einer persönlichkeitsspezifischen Psychodynamik. Im Rahmen der Analyse von Täterbiografien ist uns deutlich geworden, daß sich das Durchbrechen der Tötungshemmung auf 2 Ebenen abspielt, nämlich auf der lebensgeschichtlich geprägten Persönlichkeitsebene und auf einer (oberflächlicheren) situativen Ebene, auf der die Tat durch eine spezifische Reizkonstellation ausgelöst wird.

Schwere Persönlichkeitsstörungen, langanhaltende Konfliktsituationen und aggressive Modelle in früher Kindheit bilden oft die Grundlage dafür, daß Menschen töten.

Mit Rasch halten wir die Prognose für einen Delinquenten dann für günstiger, wenn das Tötungsdelikt mehr aus der Situation heraus entstanden ist und für ungünstiger, wenn es mehr als Auswirkung seiner Persönlichkeit angesehen werden muß. „Der psychisch Gestörte schafft sich eher seine Situation als der Täter aus dem Mittelfeld, bei dem die sozialen Bedingungen bedeutsamer sind" (Rasch 1985).

5.1 Maßnahmen für Täter mit günstiger Sozialprognose (Affekt- und Konflikttäter)

In unserer Gesellschaft werden fast alle Tötungsdelikte mit langjährigen Freiheitsstrafen geahndet. Es mag im Rahmen dieser Untersuchung dahingestellt bleiben, welche Strafzwecke mit den Sanktionen des geltenden Rechts verfolgt werden, insbesondere welchen Stellenwert dabei der Gesichtspunkt der Generalprävention einnimmt. Für die vorliegende Arbeit, bei der es vorwiegend um die Frage der Sozialprognose geht, mag die Feststellung genügen, daß ein langjähriger Freiheitsentzug aus spezialpräventiven Gründen zumeist nicht erforderlich ist. Bei dem größten Teil der Täter, nämlich bei denen, die nicht den Problemgruppen der Persönlichkeitsgestörten, der zu aggressiven Reaktionen neigenden Alkoholiker und der rational planenden Täter angehören, ist eine Sicherung nicht notwendig; sie stellen keine Gefahr für die Allgemeinheit dar. Die abschreckende Wirkung der Strafe, insbesondere bei Tötungsdelikten, ist durch zahlreiche Untersuchungen zumindest partiell widerlegt (Plack 1974). Es bleibt die Frage, ob die Haftstrafe den Menschen, der ein Tötungsdelikt begangen hat, bessern kann. Da der Freiheitsentzug die Ursachen des Tötungsdelikts nicht verändert, kann er keine positive Wirkung zeigen. Maßnahmen jedoch, die sich an den spezifischen Konfliktlagen der Delinquenten orientieren, sind geeignet, weitere Gewaltdelikte zu verhindern. Solche Maßnahmen müssen neben dem einzelnen Täter auch die gesellschaftlichen Bedingungen einbeziehen.

Beispielhaft erläutern wir dies an der Situation von Frauen, die töten. Insbesondere die unterprivilegierten Frauen erleiden in unserer Gesellschaft eine doppelte Benachteiligung, zum einen durch ihre Zugehörigkeit zur Unterschicht, zum anderen durch die patriarchalische Gesellschaftsordnung. Frauen sind ökonomisch, sozial und psychisch meist abhängig von ihren Männern. Solange die Mehrfachbelastung von Frauen durch Familie und Beruf, d. h. ihre alleinige Zuständigkeit für Erziehungsfragen und für das emotionale Klima in der Familie und ihre konkreten Benachteiligungen in Ausbildung, in beruflichen Positionen und in der Bezahlung ihrer Arbeit nicht aufgehoben wird, müssen Frauen immer wieder in ausweglose Situationen geraten, aus denen sich einige nur durch einen Gewaltakt befreien können.

Selbst optimale gesellschaftliche Bedingungen können nicht verhindern, daß einzelne Menschen in existentielle Krisen geraten. Die Gesellschaft muß Einrichtungen schaffen, die ihren Mitgliedern Hilfen bei der Bewältigung von Konflikten bieten. Dabei erscheint uns wesentlich, daß die professionellen Helfer sich mehr in die Nähe ihrer Klienten begeben, um für Betroffene leichter erreichbar zu sein. Außerdem kann stadtteilorientierte, bürgernahe Sozialarbeit wirksamer auf akute Konfliktlagen von Klienten reagieren als in Bürokomplexen zentralisierte Sozialarbeit.

Neben der Erweiterung von Hilfsangeboten (konkrete soziale Hilfen und Beratungsdienste) ist eine ausreichende Information der Bevölkerung über diese Möglichkeiten unerläßlich. In unseren Gesprächen mit den Delinquenten haben wir festgestellt, daß mehrere von ihnen nicht wußten, wo sie Hilfe hätten finden können.

Abgesehen von staatlichen Institutionen kann auch informelle nachbarschaftliche Hilfe extreme Konfliktlagen verhindern. Intensiviert werden könnte eine solche Nachbarschaftshilfe dadurch, daß man z. B. durch Bürgerzentren und Stadtteilfeste mehr Kontaktmöglichkeiten für die Bewohner eines Stadtteils schafft.

Unter spezialpräventiven Gesichtspunkten müßte das Hauptaugenmerk bei den Konflikttätern darauf liegen, zu verhindern, daß sich ein zweites Mal eine langanhaltende bedeutsame Konfliktsituation entwickelt, die wieder zu einer Ausnahmereaktion führen könnte. Ob das Gericht die Kontrolle darüber der Bewährungshilfe oder einer anderen staatlichen oder privaten Beratungsstelle überträgt, ist unerheblich; daß eine solche Kontrolle jedoch stattfindet, halten wir für notwendig, denn eine kleine Zahl von Konflikttätern in der Rückfallgruppe zeigt, daß es auch bei diesen Tätern ein zweites Mal zum Überwinden der Tötungshemmung kommen kann. Ein solches Beratungs- und Kontrollsystem, das nicht vom Motiv der Rache, sondern von dem der Hilfe getragen wird, ist nicht nur humaner gegenüber dem Straftäter, sondern auch finanziell erheblich weniger aufwendig als jahrelange Unterbringung im Strafvollzug.

Bei den Affekttätern muß im Einzelfall analysiert werden, welche Bedingungen zu diesem hochgradigen affektiven Ausnahmezustand geführt haben. Sind überwiegend situative Bedingungen für die im Affekt begangene Tat ausschlaggebend, so ist die Rückfallgefahr äußerst gering.

In unserer Gruppe von 108 Rückfalltätern befindet sich kein einziger „reiner" Affekttäter. Wir sind davon überzeugt, daß sich die Gruppe der als Affekttäter klassifizierten Personen (43 % bei den Tätern mit einmaligem Tötungsdelikt) erheblich reduzieren würde, wenn uns über das Aktenmaterial hinaus detailliertere Informationen über die psychodynamische Entstehung der Tötungsdelikte zugänglich wären. Wahrscheinlich verbergen sich unter den Affekttätern noch einige in ihrer Persönlichkeit gestörte Delinquenten (Neurotiker, Alkoholiker usw.), die psychotherapeutische Maßnahmen benötigen. Der Einfluß von Alkohol scheint auch bei den Affekttätern eine bedeutsame Rolle zu spielen, denn 66 % der Affekttäter befinden sich während ihres Tötungsdelikts unter Alkoholeinwirkung (mehr als 1 ‰).

5.2 Maßnahmen für Täter mit ungünstiger Sozialprognose
(persönlichkeitsgestörte Täter, zu aggressiven Reaktionen neigende Alkoholiker und rational planende Täter)

Von einer ungünstigen Sozialprognose muß bei Tätern mit schweren Persönlichkeitsstörungen, bei Alkoholikern, die zu aggressiven Auseinandersetzungen neigen, und bei rational planenden Tätern ausgegangen werden, sofern sie bereit sind, fremdes Leben zur Erreichung ihrer Ziele zu vernichten. Abgesehen von dieser letztgenannten sehr kleinen Gruppe (unter 10 %), bedürfen die anderen Personen einer Psychotherapie. In der Praxis jedoch wird der größte Teil dieser Delinquenten nach einer Reihe von Jahren unbehandelt in die Freiheit entlassen. Die Störung ist geblieben oder hat sich noch verfestigt, und damit besteht weiterhin ein hohes Rückfallrisiko.

Erfahrungen, vor allem aus dem Ausland, belegen, daß Therapiemaßnahmen auch bei Delinquenten mit schweren Persönlichkeitsstörungen unter bestimmten Voraussetzungen erfolgreich durchgeführt werden können (Böllinger 1979; Sigusch 1984). Als notwendige Rahmenbedingungen für Therapieerfolge nennt Böllinger „eine therapeutische Gemeinschaft statt autoritärer Hierarchie, Transparenz statt ängstigender Undurchschaubarkeit und verstehender Diskurs statt Administration und Verwahrung".

Auch wir sind wie Böllinger der Auffassung, daß schwer persönlichkeitsgestörte Täter zunächst stationär behandelt werden müssen. Diese Behandlungsprojekte wären entweder in sozialtherapeutischen Anstalten, in Einrichtungen des Maßregelvollzugs oder in anderen staatlichen oder privaten therapeutischen Institutionen zu realisieren. In verschiedenen Forschungsergebnissen findet die Annahme, daß im Regelvollzug eine schwere Persönlichkeitsstörung nicht angemessen behandelt werden kann, ihre empirische Bestätigung (Böllinger, 1979).

In der BRD ist die Behandlung von Rechtsbrechern mit schweren Persönlichkeitsstörungen noch nicht in dem wünschenswerten Umfang möglich. Insbesondere ist die Zahl der Plätze in sozialtherapeutischen Einrichtungen innerhalb des Strafvollzugs nach wie vor gering. Auch die Möglichkeiten des Maßregelvollzugs sind derzeit noch begrenzt. Allerdings bemühen sich die Länder im Rahmen ihrer finanziellen und personellen Ressourcen, den Maßregelvollzug wirksamer zu gestalten. Zu den Zielen des Maßregelvollzugs zitieren wir aus dem Maßregelvollzugsgesetz Nordrhein-Westfalens, welches am 16.1.1985 verkündet worden ist:

(1) Maßregeln der Besserung und Sicherung in einem psychiatrischen Krankenhaus oder einer Entziehungsanstalt sollen den untergebrachten Patienten durch Behandlung und Betreuung befähigen, ein in die Gemeinschaft eingegliedertes Leben zu führen und die Allgemeinheit vor weiteren erheblichen rechtswidrigen Taten schützen. Behandlung und Betreuung haben therapeutischen und pädagogischen Erfordernissen Rechnung zu tragen. Unter größtmöglicher Annäherung an allgemeine Lebensbedingungen sollen sie Mitarbeit und Verantwortungsbewußtsein des Patienten wecken und fördern.

(2) Zur Förderung von Behandlung, Betreuung und Eingliederung sollen die Einrichtungen mit geeigneten Personen, Organisationen, Behörden und Einrichtungen der Wissenschaft und Forschung zusammenarbeiten.

(3) Behandlung, Betreuung und Beratung sollen mit Zustimmung des Patienten auch nach der Entlassung im Benehmen, insbesondere mit der Führungsaufsicht, der Bewährungshilfe, der freien Wohlfahrtspflege und den Ärzten fortgesetzt werden.

Einzelne Einrichtungen des Maßregelvollzugs, z. B. in Nordrhein-Westfalen und Hessen, die sich auch an ausländischen Erfahrungen orientieren, erproben erfolgversprechende Therapiekonzepte.

Für stationäre und ambulante Maßnahmen außerhalb des Straf- oder Maßregelvollzugs ist die Kostenübernahme noch weitgehend ungeklärt. Sigusch (1984) stellt in diesem Zusammenhang fest, daß die RVO- und Ersatzkassen jährlich rund 12 Mrd. DM für die ärztliche Versorgung ausgeben, davon nur 0,5 % für die anerkannten Psychotherapien.

Würden wir uns die Erfahrungen des Auslands zunutzemachen, so könnten wir damit in 3facher Hinsicht gesellschaftspolitisch wünschenswerte Veränderungen bewirken:

1) Erfolgreiche Therapiemaßnahmen bei Delinquenten führen zu einem wirksamen Schutz der Bevölkerung,
2) Therapie statt Freiheitsstrafe bedeutet ein humanes Umgehen der Gesellschaft mit dem psychisch kranken Rechtsbrecher,
3) Therapie statt Freiheitsstrafe führt langfristig zu einer geringeren finanziellen Belastung der Gesellschaft.

Um Mißverständnissen vorzubeugen, möchten wir nochmals betonen, daß wir kriminelles Verhalten nicht als rein medizinisches oder psychologisches Problem betrachten, sondern wie Haffke (1976) als das Ergebnis einer mißglückten psychosozialen Entwicklung, an der gesellschaftliche Bedingungen einen wesentlichen Anteil haben.

6. Zusammenfassung und Schlußfolgerungen

Ziel unserer empirischen Untersuchung war es, nachvollziehbare Prognosekriterien zu entwickeln, mit deren Hilfe die Rückfallgefahr bei Personen mit Tötungsdelikten eingeschätzt werden kann. Durch den statistischen Vergleich einer Gruppe von rückfälligen mit nicht rückfällig gewordenen Tätern stellten sich folgende Merkmale als wesentlich für eine ungünstige Prognose heraus:

benachteiligte berufliche Situation (fehlende Ausbildung, Arbeitslosigkeit),

belastete soziale Vorgeschichte (insbesondere während der frühen Kindheit),

spezifische Vorstrafen (Körperverletzungsdelikte, Raub und Sexualdelikte),

geringer Bekanntheitsgrad zwischen Täter und Opfer.

Neben diesen sozialen Merkmalen korrelieren 3 eher persönlichkeitsspezifische Daten mit einer ungünstigen Prognose:

schwere Persönlichkeitsstörungen, die das Tötungsdelikt mitverursacht haben,

Suizidversuche in der Vorgeschichte,

Alkohol- bzw. Drogeneinfluß zur Tatzeit.

Prognosetypologie bei Personen mit Tötungsdelikten

Persönlichkeitskategorie		Prognose
1) Täter mit schweren Persönlichkeitsstörungen (Neurose, Psychose, hirnorganische Funktionsstörungen	(18%)	ungünstig
2) Täter mit sexuellen Deviationen		ungünstig
3) Alkoholiker, die zu körperlichen Aggressionen neigen		ungünstig
4) Konflikttäter, die durch schwierige Situationen sozial und psychisch überlastet sind (23%)		günstig
5) Psychisch gesunde, rational planende Täter (s. Vorbehalte S. 49 (7%)		ungünstig
6) Affekttäter (43%)		günstig

Die zuvor genannten Prognosekriterien können zwar generelle Hinweise auf rückfallbegünstigende Faktoren geben, für die Beurteilung des Einzelfalls reichen sie jedoch nicht aus. Die Analyse der Gruppe der Rückfalltäter ermöglichte uns, eine Prognosetypologie zu entwickeln, welche sich am psychodynamischen Hintergrund des Tötungsdelikts orientiert. Vervollständigt wurde diese Typologie durch die Gruppe der Affekttäter, die nur unter den Personen, die nur einmal ein Tötungsdelikt begangen haben, zu finden sind. Nur die Affekt- und die Konflikttäter schätzen wir aufgrund unserer Untersuchung als prognostisch günstig ein.

Da die Delinquenten nicht immer eindeutig einer Kategorie zugeordnet werden können, müssen Fachleute entscheiden, welche Faktoren bei der psychodynamischen Entstehung des Tötungsdelikts überwiegen. Hierzu bedarf es einer sorgfältigen Untersuchung der Persönlichkeit des Täters, seiner sozialen Bedingungen und der tatauslösenden Situation.

Wir sind uns der Gefahr bewußt, daß die Bildung von Persönlichkeitskategorien zu einer voreiligen und fehlerhaften Etikettierung von Menschen führen kann. Deshalb weisen wir mit Nachdruck darauf hin, daß nur nach eingehender, sachverständiger Prüfung der für die Tötungshandlung entscheidenden Faktoren eine prognostische Aussage zulässig ist.

7. Ausblick

Absolut sichere Prognosen sind nicht möglich. In diesem Buch entwickeln wir Prognosekriterien und eine Prognosetypologie, von denen wir annehmen, daß sie im konkreten Fall das kalkulierbare Risiko verringern. Die Verbesserung prognostischer Kriterien wirkt sich in 2 Richtungen aus: einerseits wird die Gesellschaft wirksamer vor Gewalttaten geschützt, andererseits beraubt man weniger Menschen unnötigerweise ihrer Freiheit.

Das Buch ist nicht nur für psychiatrische und psychologische Sachverständige gedacht, von denen wir erwarten, daß sie sich mit den von uns entwickelten Prognosekriterien auseinandersetzen, sondern auch für alle Personen, die entweder beruflich oder privat in Kontakt mit Menschen stehen, die ein Tötungsdelikt begangen haben.

Den Juristen soll das Buch den Blick dafür schärfen, daß Menschen, die töten, fast ausnahmslos aus einem schweren psychischen Ausnahmezustand heraus handeln. Konsequenz aus dieser Erkenntnis müßte sein, daß die Gerichte häufiger das Spektrum der Maßregeln ausschöpfen, anstatt eine Freiheitsstrafe zu verhängen. Die Juristen und die Sachverständigen möchten wir ermutigen, bei den prognostisch günstigen Fällen gemeinsam das kalkulierte Risiko der Entlassung des Täters in die Freiheit einzugehen.

Die Aufgabe der Gesellschaft besteht darin, den entlassenen Straftäter zu integrieren und ihm, u. U. gemeinsam mit Sozialarbeitern und Bewährungshelfern, konkrete soziale Hilfen oder Beratungsmöglichkeiten anzubieten.

Unsere Forschungsarbeit betrachten wir als eine Basisuntersuchung, und es wäre wünschenswert, wenn Studien zur Überprüfung der Validität unserer Prognosetypologie folgen würden. Die von uns mit Hilfe der statistischen Methode des Vergleichs von Einmaltätern mit Rückfalltätern gewonnenen Prognosekriterien und die von uns entwickelte Prognosetypologie konnten wir anhand ausführlicher persönlicher Gespräche mit 14 wegen eines Tötungsdelikts verurteilten Personen bestätigen. Wir halten Einrichtungen des Maßregelvollzugs für besonders geeignet, Langzeitstudien zu prognostischen Fragestellungen durchzuführen. Eine systematische Dokumentation prognostisch relevanter Daten könnte entsprechende Forschungsprojekte vorbereiten.

8. Literatur

Albrecht PA (1977) Zur sozialen Situation entlassener „Lebenslänglicher". Schwarz, Göttingen
Albrecht PA (1981) Kriterien zur Sozialprognose nach langer Strafhaft. Psychiatr Prax 8: 1-8
Becker G, Gros M (1980) Mord- und Totschlagsdelikte in Berlin-West 1967 bis 1976. In: Berliner Statistik 8, Statistisches Landesamt. Kulturbuch, Berlin
Böllinger L (1979) Psychoanalyse und die Behandlung von Delinquenten. Müller, Heidelberg
Boor W de (1982) Antrieb und Hemmung bei Tötungsdelikten. Karger, Basel Köln. (Schriftenreihe des Instituts für Konfliktforschung, Heft 9)
Boor W de (1983 a) Aversionsneurosen. In: Kohlmann G (Hrsg) Festschrift für Ulrich Klug. Deubner, Köln
Boor W de (1983 b) Über Monoperceptosen. ges Sachverständigenwesen 2: 38-40
Brökling E (1980) Frauenkriminalität. Enke, Stuttgart
Burgard R (1977) Wie Frauen verrückt gemacht werden. Frauenselbstverlag, Berlin
Dünkel F (1981) Prognostische Kriterien zur Abschätzung des Erfolgs von Behandlungsmaßnahmen im Strafvollzug sowie für die Entscheidung über die bedingte Entlassung. Monatsschr Krim 5
Dürkop M, Hardtmann G (1974) Frauenkriminalität. Krit Justiz 3: 219-236
Emken E, Hauptvogel P (1985) Warum Frauen töten. Quick 47: 128-131
Freud A (1936) Das Ich und die Abwehrmechanismen. Kindler, München
Goeman M (1977) Das Schicksal der Lebenslänglichen. de Gruyter, Berlin
Haffke B (1976) Tiefenpsychologie und Generalprävention. Sauerländer, Aarau Frankfurt
Hentig H von (1962) Der Rückfallmörder. Z ges. Strafrechtswissensch 74: 563-572
Jones A (1986) Frauen, die töten. Suhrkamp, Frankfurt
Kerner HJ (1985) Wird die Sicherheitslage immer schlechter? Rundbrief Soziale Arbeit und Strafrecht, 2. Jahrg, Nr 3. Der Vorstand der Deutschen Bewährungshilfe e.V., Geschäftsstelle Bonn
Krainz K (1984) Die Problematik der Prognose zukünftigen menschlichen Verhaltens aus kriminologischer und rechtsstaatlicher Sicht. Monatsschr Krim Strafrechtsreform 5: 297-309
Leferenz H (1972) Die Kriminalprognose. Springer, Berlin Heidelberg New York. (Handbuch der Forensischen Psychiatrie, Bd 2, Teil C)
Lempp R (1977) Jugendliche Mörder. Huber, Bern
Mauz G (1985) Etwas Besseres als das Töten gibt es immer. Spiegel 23: 72-77
Ohm A (1959) Haltungsstile Lebenslänglicher. de Gruyter, Berlin
Plack A (1974) Plädoyer für die Abschaffung des Strafrechts. List, München
Pracejus M (1986) Mord- und Totschlagsstatistik der im Jahre 1980 in NRW Verurteilten. NSTZ 1: 22-24
Quensel S (1970) Wie wird man kriminell? Krit Justiz 4: 375-382
Quetelet A (1836) Sur l'homme et le développement de ses facultés. Haumann, Brüssel

Rasch W (1964) Tötung des Intimpartners. Enke, Stuttgart

Rasch W (1985) Dimensionen und Verläßlichkeit der Kriminalprognose. Vortrag auf dem 18. Symposium des Niederländisch-Deutschen Vereins für seelische und geistige Gesundheit am 1.11.1985 in Düren

Röhl KF (1969) Über die lebenslange Freiheitsstrafe. Duncker Humblot, Berlin. (Kriminologische Forschungen, Bd 6)

Sauer-Burghard B, Zill G (1984) Frauen in der Rechtsprechung. Westdeutscher Verlag, Opladen

Schorsch E, Becker N (1977) Angst, Lust, Zerstörung. – Zur Psychodynamik sexueller Tötungen –. Rowohlt, Reinbek

Schorsch E, Galedary G, Haag A, Hauch M, Lohse H (1985) Perversion als Straftat. Springer, Berlin Heidelberg New York Tokyo

Schünemann B (1978) Politisch motivierte Kriminalität. Karger, Basel München Paris. (Schriftenreihe des Instituts für Konfliktforschung, Heft 4)

Sessar K (1981) Rechtliche und soziale Prozesse einer Definition der Tötungskriminalität. Eigenverlag des MPI für ausländisches und internationales Strafrecht, Freiburg. (Krim. Forschungsberichte, Bd 3)

Sigusch V (1984) Vom Trieb und von der Liebe. Campus, Frankfurt New York

Spiess G (1982) Probleme praxisbezogener Forschung und ihrer Umsetzung am Beispiel der Bewährungsprognose. In: Kury H (Hrsg) Prävention abweichenden Verhaltens. Heymanns, Köln

Statistisches Jahrbuch (1975) für die Bundesrepublik Deutschland. Statistisches Bundesamt Wiesbaden (Hrsg). Kohlhammer, Stuttgart Mainz

Steigleder E (1968) Mörder und Totschläger. Enke, Stuttgart

Stumpfl F (1961) Motiv und Schuld. Deuticke, Wien

Trube-Becker E (1974) Frauen als Mörder. Goldmann, München

Ward, Jackson, Ward (1969) Crimes of violence by women. In: Mulvihill DG (ed) Crimes of violence. US Government Printing Office, Washington

Wolfang ME (1958) Patterns in criminal homicide. Trustees of the University of Pennsylvania, Philadelphia

Wulf BR (1979) Kriminelle Karriere von Lebenslänglichen. Minerva, München

Wurmser L (1959) Raubmörder und Räuber. Kriminalistik Verlag, Hamburg

Yoshimasu S (1966) Zur Typologie rückfälliger Mörder. Arch Krim 137: 84–90

MIX
Papier aus verantwortungsvollen Quellen
Paper from responsible sources
FSC® C105338

If you have any concerns about our products,
you can contact us on
ProductSafety@springernature.com

In case Publisher is established outside the EU,
the EU authorized representative is:
**Springer Nature Customer Service Center GmbH
Europaplatz 3, 69115 Heidelberg, Germany**

Printed by Libri Plureos GmbH
in Hamburg, Germany